LE DOCTEUR

J.-P. TESSIER

ET LES PRINCIPES DE LA PHILOSOPHIE MÉDICALE

PAR

LE DOCTEUR CH. OZANAM

ANCIEN BIBLIOTHÉCAIRE DE L'ACADÉMIE DE MÉDECINE, CHEVALIER DE L'ORDRE DE SAINT-GRÉGOIRE,
MEMBRE DES SOCIÉTÉS DE MÉDECINE DE MARSEILLE ET DE METZ

Instaurare omnia in Christo.
(Ephes., I, 10.)
Tout restaurer dans le Christ.

EXTRAIT DE LA REVUE D'ÉCONOMIE CHRÉTIENNE.

PARIS

IMPRIMERIE ADRIEN LE CLERE

RUE CASSETTE, 29, PRÈS SAINT-SULPICE

—

1863

LE DOCTEUR J.-P. TESSIER

ET

LES PRINCIPES DE LA PHILOSOPHIE MÉDICALE

LE DOCTEUR

J.-P. TESSIER

ET

LES PRINCIPES DE LA PHILOSOPHIE MÉDICALE

PAR

LE DOCTEUR CH. OZANAM

ANCIEN BIBLIOTHÉCAIRE DE L'ACADÉMIE DE MÉDECINE, CHEVALIER DE L'ORDRE DE SAINT-GRÉGOIRE
MEMBRE DES SOCIÉTÉS DE MÉDECINE DE MARSEILLE ET DE METZ

Instaurare omnia in Christo.
(ÉPHES., I, 10.)
Tout restaurer dans le Christ.

EXTRAIT DE LA REVUE D'ÉCONOMIE CHRÉTIENNE,

PARIS

IMPRIMERIE ADRIEN LE CLERE, RUE CASSETTE, 29.

1863

LE DOCTEUR J.-P. TESSIER

ET

LES PRINCIPES DE LA PHILOSOPHIE MÉDICALE

Instaurare omnia in Christo.

Il y a quelques mois à peine, la tombe se fermait sur un médecin philosophe et chrétien, sur un de ces hommes appelés, par la hauteur de leur génie, à devenir un chef d'école, c'est-à-dire à instruire non-seulement leurs contemporains, mais la postérité : je veux parler du docteur *Jean-Paul Tessier*.

Le docteur Tessier a consacré sa vie à l'immense labeur de la restauration de la médecine. Il a cherché à réconcilier la science avec la doctrine religieuse, avec les fécondes vérités de la foi.

Dans un siècle livré au doute, et dont il avait lui-même goûté l'amertume, il a voulu rapprocher ces éléments si opposés en apparence, l'autorité et la raison, la révélation et la science. Esprit hardi mais juste, il ne cherchait point à être novateur, c'est-à-dire à détruire le passé pour le succès d'une théorie passagère ; mais, « émule des grands encyclopédistes du moyen âge (1), » il puisait dans la tradition médicale, philosophique et théologique, les éléments de sa doctrine, et l'agrandissait assez pour y rattacher tous les progrès modernes, toutes les découvertes de l'avenir.

Au milieu du scepticisme qui règne de toutes parts dans la

____

(1) Lettre du docteur Lecorney.

1 "

médecine, au milieu du chaos des opinions, « il a su former une admirable synthèse, un corps entier de doctrine. »

« Il les a solidement établies d'abord sur le dogme religieux; puis, recherchant les lois qui président à l'enchaînement hiérarchique de toutes les vérités, il a défini le principe et la méthode, il a coordonné sous cette règle commune les éléments divers épars dans notre science; il nous a donné ce rare bonheur, vainement poursuivi par tant d'hommes supérieurs, de voir enfin dans un accord parfait les vérités de la foi et les propositions capitales proclamées par la science, et de contempler l'enchaînement logique de nos connaissances depuis les plus humbles applications jusqu'aux plus sublimes conceptions de l'art (1). » N'est-ce pas dire qu'il a résolu le problème auquel nous devons tous aspirer, chacun dans la carrière que Dieu nous trace; le problème que poursuivaient, à Notre-Dame le *R. P. Lacordaire*, à la Sorbonne mon vénéré frère *A. F. Ozanam*; je veux dire, *le progrès par le christianisme?*

I

Tessier naquit le 31 mars 1811, à Nonancourt en Normandie, de parents déjà remarquables par une grande vigueur d'intelligence. Le fils hérita de ses pères et montra bientôt une force de volonté, une indépendance de caractère qui furent toujours le cachet de sa vie.

Sa vocation fut précoce : il déclara dès l'enfance qu'il voulait être médecin. D'un travail facile et d'une mémoire heureuse, devinant la science plutôt qu'il ne l'étudiait, après de fortes études complétées dans les colléges de l'université, il commença ses cours de médecine et devint promptement préparateur des leçons de Magendie au collége de France, puis interne à l'Hôtel-Dieu, dans le service si recherché du célèbre Dupuytren. Ce grand chirurgien ne tarda pas à le distinguer, et l'admit à cette intimité dont il était si peu prodigue; il l'associa même à ses travaux, et lui légua en mourant une partie de son héritage scientifique.

L'étudiant, plein d'ardeur, suffisait à plusieurs tâches, son concours était acquis à toutes les œuvres scientifiques; habile surtout en anatomie, il travailla au grand atlas de *Bourgery,* dont la *myologie,* ou étude des muscles, est en grande partie son œuvre.

En 1836, Tessier passait sa thèse de docteur sur l'*inflammation.* Et dans un sujet si usé en apparence il sut montrer des aperçus

____

(1) Lettre du docteur Lecorney, *Art médical,* 1862.

nouveaux, étudiant surtout la loi d'évolution de ce phénomène morbide, démontrant que l'inflammation et la suppuration se propagent le long des gaînes celluleuses des vaisseaux même les plus ténus, et comment par cette voie des migrations parfois lointaines et très-inattendues s'opèrent à travers les organes.

En 1838, il donnait dans le journal l'*Expérience* un travail important, ou, pour mieux dire, la première de ses découvertes : je veux parler de son célèbre mémoire sur la *diathèse purulente*. Il y décrit pour la première fois cette maladie si grave, qui, dans les grandes villes surtout, s'empare des amputés et des femmes en couche. Les chirurgiens s'obstinaient à y voir une résorption purulente à la surface des plaies ; ils expliquaient le danger par le passage du pus dans la circulation sanguine et son dépôt dans les organes intimes sous forme d'abcès multiples. L'habile disciple de Dupuytren, réfutant cette hypothèse mécanique, établit la diathèse purulente comme une *espèce* morbide, comme une maladie et non un *accident*. Il en reconnaît les formes, les variétés, l'évolution ; il en indique la cause principale, due à l'agglomération des malades, à la formation de foyers endémiques dans les hôpitaux, et réclame de l'hygiène hospitalière les réformes qui seules pourront faire disparaître ce cruel fléau. Telle fut la première œuvre scientifique du jeune médecin ; son travail fut longtemps combattu par l'école dominante, mais il n'en reste pas moins toujours le dernier mot de la science moderne.

C'est aussi vers cette époque, et même un peu plus tôt, vers la fin de 1835, que se passèrent les événements les plus importants de la vie de Tessier.

Je veux parler de sa conversion.

Elevé dans les colléges et les écoles de Paris, il n'avait jusqu'à ce jour vécu que dans l'indifférence et l'incrédulité ; c'était du reste l'esprit de l'époque ; mais, comme nul mieux que lui ne savait manier l'ironie et le sarcasme, on applaudissait alors à toutes ses paroles. Encore élève, il avait déjà sa petite cour, ses courtisans, ses disciples. Mais Dieu tenait à cette âme d'élite et voulait en faire un nouveau *Paul*, qui devînt son fidèle défenseur. Deux grandes forces domptèrent sa conscience : la *mort* et la *vertu*.

Il vit mourir son premier maître *Dupuytren ;* la fin chrétienne d'un si grand homme le frappa d'étonnement. — Il vit, d'autre part, l'exemple de deux autres maîtres vénérés, *Récamier* et *Guéneau de Mussy*, qui ne cachaient point leurs convictions chrétiennes. *Ces deux exemples*, dit-il, *me rendirent le secret de la vie que j'avais longtemps perdu.* Il se sentit alors pénétré d'un ardent désir de solitude et de réflexion. Laissant donc Paris et son tourbillon perpétuel, il partit seul pour faire, à pied et le bâton à la main, un voyage en Bretagne, au sein de ce pays si imprégné de la foi catholique.

Ce fut un véritable pèlerinage, qui acheva de mûrir sa résolution et d'illuminer son intelligence. A son retour, en retrouvant ses anciens compagnons de plaisir, il leur dit : *Je suis chrétien;* il ne cacha pas plus ses croyances qu'il n'avait caché son incrédulité. Et cependant de toutes parts un *tolle* général s'éleva contre lui; l'incrédule ne peut croire à la générosité d'un sacrifice, et, si l'on quitte son drapeau, il soupçonne toujours de vils intérêts. Tels furent les collègues de Tessier; on le présenta comme un hypocrite aux yeux du corps médical entier. « Je hais, dit Achille, à l'égal des portes de l'enfer l'homme qui cache sa pensée au fond de son cœur et qui dit le contraire de ce qu'il pense (1). »

Il ne faudrait pas croire que cette persécution ne dura qu'un moment; elle a duré autant que sa vie, elle a été universelle, et, sauf un bien petit nombre d'amis intimes, Tessier n'a eu dès lors autour de lui que des défiances ou des haines.

Pour lui, se mettant au-dessus de toute attaque personnelle, dédaigneux des périls, il consacrait sa vie au grand combat de la vérité; il poursuivait l'erreur comme une ennemie à laquelle il avait heureusement échappé, il l'attaquait partout; indifférent à ses intérêts, à son propre succès, il ne calculait jamais si ce combat devait lui être funeste.

Parfois sans doute son esprit caustique s'en prenait aussi aux ennemis de la vérité. Passant du principe à la personne, il lui arrivait de peu ménager ses adversaires; ce fut son défaut certainement, il dépassait le but en voulant mieux y atteindre; mais peu à peu cependant il sut maîtriser son style comme son cœur, et ses derniers écrits, en conservant toute leur force, furent beaucoup plus contenus, plus mesurés que ses premiers travaux.

Mais, avant que cette haine qu'on portait à Tessier eût le temps de se généraliser, son talent incontestable lui acquit un nouveau titre : il obtint au concours la place de médecin des hôpitaux. Ce ne fut pas sans peine : l'intrigue fut bien forte contre lui, mais elle ne put prévaloir contre la probité d'un savant et d'un homme d'honneur, le professeur *Andral;* sa voix fit pencher la balance, Tessier fut nommé, et depuis lors, jamais nous ne l'avons entendu prononcer le nom d'*Andral* qu'avec des paroles de respect ou de reconnaissance.

(1) *Iliade,* ch. XIV.

J.-P. *Tessier*, en arrivant aux hôpitaux, à l'âge de vingt-huit ans, commença cette carrière de l'enseignement qu'il devait continuer jusqu'à sa mort. Il fit ses premières leçons à l'Hôtel-Dieu dans le service du vénérable Récamier, « de ce médecin puissant, de ce courageux défenseur de la foi parmi les médecins incrédules. » Il les continua plus tard au Cercle catholique, de 1841 à 1844, puis à l'École pratique jusqu'en 1848, à l'hôpital Ste-Marguerite, à l'hôpital Beaujon jusqu'en 1860. Mais outre ces leçons publiques, il admettait chaque semaine dans l'intimité de son cabinet un certain nombre d'amis, d'élèves privilégiés dont il se plaisait à résoudre les difficultés, à raffermir l'esprit, à fortifier le cœur. Plusieurs de ces jeunes gens étaient fort éloignés de la vérité chrétienne; mais, attirés par l'éclat de son talent, ils se laissèrent entraîner ensuite à la conviction de ses croyances et d'incrédules devinrent fidèles. J'entrai de bonne heure dans ce groupe d'amis ; pourtant ce ne fut point pour éclairer ma religion que je vins chez Tessier. Dieu m'a fait la faveur insigne de naître d'une de ces familles chrétiennes où la foi se transmet pour ainsi dire avec le sang, où le premier des héritages c'est l'évidence de la vérité. Orphelin de bonne heure, j'ai vécu sur la foi de ma mère, confirmée plus tard par l'enseignement précieux d'un prêtre philosophe (1), et bien souvent au milieu des tristesses de la vie j'ai pu répéter ces vers sublimes d'un poëte de nos jours (2) :

> « Heureux l'homme à qui Dieu donne une sainte mère !
> « En vain la vie est dure et la mort est amère :
> « Qui peut douter sur son tombeau ? »

Mais un autre doute assiégeait mon âme ; je doutais de ma carrière, je ne croyais plus à la médecine. En vain j'avais interrogé les princes de la science, en vain j'avais pâli sur les livres : nulle part je n'entrevoyais la vérité. Ce n'était partout que le vague, l'arbitraire, l'hypothèse ; — incertitude dans les principes, obscurité dans les méthodes, hasard dans les succès de la pratique.

Avec cette fausse science il fallait entrer dans la lice pour se charger de la vie des hommes ! Je pouvais vraiment dire alors comme le vieil *Alighieri*, à l'entrée de l'enfer (3) :

> « Nel mezzo del cammin di nostra vita,
> « Mi ritrovai per una selva oscura
> « Chè, la diritta via era smarrita.

(1) L'abbé *Noirot*, alors professeur de philosophie au collége de Lyon.
(2) *Lamartine*, Harm. poét., liv. III, VII.
(3) *Dante*, Inferno, cant. I.

« Au milieu du chemin de la vie, je me trouvais dans une forêt obscure, où se perdait le droit sentier. »

. Ce découragement funeste m'aurait fait abandonner la carrière, si la Providence me faisant rencontrer encore un médecin philosophe, je n'avais avec lui ressaisi le fil d'Ariadne, pour sortir du labyrinthe.

Je saluai avec bonheur cette aurore nouvelle, qui me promettait pour prix de mes efforts le grand jour de la vérité.

Fidèle aux réunions de chaque semaine, je me souviendrai toujours de l'union qui y régnait, du respect qu'on avait pour le maître.

— Il avait emprunté la méthode ou ironie socratique, εἰρωνεία, qui convenait si bien à sa nature. Tour à tour il professait pour instruire et parlait en maître, ou bien interrogeait dans une conversation intime pour faire jaillir la lumière de l'esprit du disciple et le contraindre à trouver lui-même la vérité. Puis, si l'on n'y arrivait point d'emblée, si l'on s'égarait à côté de la question, il forçait son interlocuteur à se renfermer dans une question précise, sans se permettre ces divagations si familières aux esprits vagues.

Il l'obligeait à se convaincre du vide renfermé le plus souvent sous la phraséologie scientifique, et se plaisait à vous pousser ainsi, de déduction en déduction, jusqu'à ce que vous tombiez dans un raisonnement absurde; alors, d'un seul mot doctrinal, il vous remettait dans la bonne voie et remplaçait cette fausse science par des données puisées dans la considération de notre nature ou de la saine observation. C'est donc à juste titre qu'on a pu dire que « personne ne réalisa mieux ce beau type à demi-sacerdotal du médecin. Quel rayonnement dans son regard quand il exposait les méthodes ou les faits de notre science, soit qu'il parcourût les hauts sommets, soit qu'il analysât les fins détails de la séméiotique (1) ! »

Mais notre maître appartenait à cette race de savants qui préfère former des hommes et tarde toujours d'écrire; on dit que *Socrate* forma *Platon* et *Xénophon*, cependant il a peu écrit pour sa propre gloire.

De même, se guidant sur un si parfait modèle du génie modeste, mais sans espérer de pareils disciples, Tessier retardait toujours le moment où il prendrait la plume, afin de donner, disait-il, à son travail une expression plus parfaite.

Aussi n'a-t-il laissé que des fragments d'un grand œuvre, et la *Summa totius medicinæ*, qui toujours avait été son rêve, ne pourra

______

(1) Lettre du docteur Lecorney.

être finie que dans de longues années par les médecins formés à
son école (1).

Il fit cependant connaître l'ensemble de ses idées en 1854 dans
un premier travail, intitulé : *de l'Enseignement de la médecine en
France;* plus tard il publia ses *Études de médecine générale.* Puis,
en 1855, il fonda un recueil important, l'*Art médical*, dont le but
est de travailler à la constitution scientifique et doctrinale de la
médecine et d'obtenir le progrès dans la tradition. *Novi veteribus
non opponendi, sed, quoad fieri potest, perpetuo jungendi fædere*
(Baglivi) (2).

Chacun de ses élèves y apportait le contingent de ses travaux et
de ses efforts; cette revue, sans pareille au monde comme unité de
doctrine, comme esprit chrétien et largeur de vue, compte déjà
seize volumes.

II

ÉTAT DES ÉCOLES DE MÉDECINE.

Mais, nous dira-t-on peut-être, quel besoin avait-on d'une
doctrine nouvelle? Pourquoi venir bouleverser la science du
jour? Ne faut-il pas être de son siècle et savoir progresser avec
lui? Au bout du compte, si nos ancêtres préféraient les arides dis-
putes de la scolastique, nous sommes plus positifs ; nous re-
cherchons les faits de préférence aux raisons, et l'application
plutôt que la théorie : l'un vaut bien l'autre.

Eh bien, veut-on savoir où en étaient les deux célèbres écoles
de *Paris* et de *Montpellier* au moment où Tessier proposait ses
doctrines? Nous allons montrer quelles erreurs il avait à combattre, et l'on nous dira s'il n'a pas rempli une belle et noble
mission.

École de Paris. — On pourrait difficilement s'imaginer l'état
de confusion et de décadence où se trouvait alors la médecine
à Paris. Le règne de *Cabanis*, de *Broussais*, était fini; chacun
aspirait à les remplacer pour devenir le rénovateur de l'art. Les
uns disaient hautement que les chiffres seuls étaient une preuve
dans la science, ils comptaient les malades et les quarts de malades:

____

(1) Le docteur Frédault, son élève et notre ami, vient déjà de publier la *Physiologie
générale*, en un beau volume in-8°. Paris. J.-B. Baillère, 1863.

(2) On ne doit point opposer les modernes aux anciens, mais autant que possible
les unir dans un pacte perpétuel.

c'étaient les *médecins statisticiens,* ou école *numérique.* Les autres, ayant à leur tête le célèbre *Orfila,* professaient que la médecine n'est qu'un appendice des sciences naturelles, ou, pour ainsi dire, une nouvelle série de leurs applications; aussi supprima-t-on le baccalauréat ès lettres, l'étude des langues savantes et de la philosophie, pour remplacer ce bagage inutile par de nouveaux examens de chimie à la fin des études.

L'école *réaliste* ou *physiologique* ne restait pas en arrière; elle enseignait ses doctrines par l'organe du professeur *Bérard,* et quelles doctrines? le *matérialisme* le plus complet; pâle imitateur de *Buchner* et de *Moleschott,* il réduisait l'homme à l'état d'animal, niait l'âme, n'admettait la vie que comme un ensemble de propriétés de la matière, et la maladie comme l'altération physique ou chimique d'un organe. C'est ce qu'on appelait l'*organicisme* en médecine.

Ce système de l'activité vitale de la matière n'a fait que se transformer de nos jours : c'est lui encore qu'enseignent aux élèves des hommes distingués, dont on regrette de voir le talent au service d'une si mauvaise cause. Tels sont le professeur Verneuil, le professeur Ch. Robin, si habile micrographe, et le savant Littré, de l'Institut. Le rapport ministériel qui motivait la nomination de **M.** Robin, fondait la nécessité de créer cette chaire d'*histologie,* sur ce fait que « la substance organisée tant solide que liquide *est directement active,* et que l'histologie étudie les parties élémentaires en qui *gisent les propriétés effectives de la vie* (1). »

M. Littré, traducteur de la *Vie de Jésus* par *Strauss,* est devenu l'ardent apôtre du *positivisme* d'*Auguste Comte :* il croit ce système philosophique appelé à remplacer toute religion. Ces deux savants ont corrigé le *Dictionnaire* de *Nysten,* et l'on pourra juger de la valeur de leur enseignement par les définitions suivantes :

« *L'homme* est un animal mammifère de la famille des bimanes, au nez saillant, au menton distinct, aux oreilles fines, lobulées, aux cheveux abondants, les pieds différents des mains, ayant une peau à duvet et à poils rares, des muscles fessiers saillants et la jambe à angle droit sur le pied, avec des hanches saillantes. »

Ah ! que le petit enfant qui récite son catéchisme en sait plus long, lorsqu'on lui demande: Qu'est-ce que l'homme? et qu'il répond : « C'est une créature raisonnable composée d'un corps et d'une âme ! »

(1) *Moniteur* du 22 avril 1861.

De même pour ces messieurs :

« *La vie* est la manifestation des propriétés inhérentes et spéciales à la substance organisée; toute idée d'entité doit être tout à fait éloignée. »

« *L'âme* est un *terme* qui exprime l'ensemble des fonctions du cerveau et de la moelle épinière. »

Si l'*âme* n'est qu'un *terme* exprimant un rapport, elle n'existe donc pas comme être, et vous voilà, jeunes étudiants de cette école, bien délivrés de ce spectre ambulant qu'on voulait attacher à votre corps pour vous obliger à le respecter ! Comment, du reste, en serait-il autrement quand on voit leur définition de la conscience?

« *La conscience* est un mode d'émotion ou de modification des instincts *altruistes*. » (sic !)

Tel est le dernier mot de cette science moderne, si fière de ses progrès (1), et ce dernier mot, invention d'*Auguste Conte*, n'est pas encore naturalisé *français!*

Nous ne chercherons pas à réfuter longuement une pareille doctrine, le bon sens le plus commun en ferait justice en disant : Prendre la matière pour la *cause* de la vie, c'est prendre l'*objet* pour la *cause d'action*, c'est *mettre la charrue devant les bœufs*. Mais la poésie, cet instinct des nobles cœurs, l'exprima bien mieux encore dans ces beaux vers de *Gérard de Nerval* :

> « Espère, enfin, mon âme, espère!
> « Du doute brise le réseau :
> « Non, ce globe n'est point ton père,
> « Le nid n'a pas créé l'oiseau ! »

École de Montpellier. —L'école de Montpellier offre, au point de vue de la philosophie médicale, une grande supériorité sur l'école de Paris, où elle compte du reste de nombreux adhérents. Elle admet facilement l'existence de l'âme; mais, suivant l'expression spirituelle de M. Dolfus, elle ne croit point que cette âme essentiellement intelligente, consciente de ses actes, se mêle du *pot-au-feu* de l'économie.

C'est un autre principe qui est chargé de former le corps, d'organiser la matière, d'allumer l'étincelle de la vie et d'en entretenir le foyer. — Principe intermédiaire entre l'âme et le corps, il constitue le *quid ignotum* que *Paracelse* et *Van-Helmont* appelaient *Archée*, — *Cudworth*, le *médiateur plastique*, — Leibnitz *l'harmonie préétablie* ; — l'école de Montpellier le nomme : *principe vital.*

(1) *Dictionnaire* de **Nysten**, corrigé par *Littré* et *Robin*, 10ᵉ édition. — Articles *Ame, Conscience, Espèce, Esprit, Homme, Philosophie.*

Le célèbre Barthez (1) et le savant professeur Lordat (2) sont les deux plus ardents défenseurs du *double dynamisme* de la nature humaine. Suivant *Lordat*, le corps est un château, l'âme en est la châtelaine, et le principe vital, le majordome ; comparaison gracieuse, mais nous savons tous le proverbe : *Comparaison* n'est pas *raison*.

En effet, le principe vital ne saurait être que *matériel* ou *immatériel*.

Matériel, il se confond avec le corps, et ne peut être le principe de son action, de sa vie, puisqu'il doit lui-même la recevoir ;

Immatériel, il se confond avec les esprits, et rentre dans le domaine de l'âme, pour ne faire qu'un avec elle, à moins d'admettre simultanément deux âmes dans l'homme.

Or cette supposition, réprouvée par l'Église, serait insoutenable philosophiquement ; car dès lors une de ces âmes, la plus parfaite, ne serait plus que le témoin inutile, inerte, superflu, de l'œuvre de l'âme inférieure, chose contradictoire avec l'activité de sa propre nature : car dans la coordination des choses les degrés supérieurs de l'être supposent les degrés inférieurs : « *Qui peut le plus peut aussi le moins.* »

Primum in genere est causa cæterorum.

Puis, ce dualisme que vous affirmez dans l'homme, vous hésitez à l'énoncer pour l'animal, vous le niez pour la plante ; la vie serait donc un acte tantôt simple, tantôt double ou même triple ; et il se trouverait plus d'unité dans la nature de la plante que dans celle de l'homme, qui ne serait pas *un*, mais *plusieurs !* Pourquoi tant de suppositions gratuites, tandis que la conscience nous manifeste constamment le *moi*, la vie une et indivisible dans l'homme, au point qu'on la nomme *individualité (individuus.*)

En Allemagne cependant, *Gunther* et *Baltzer*, chanoine de Breslau, ont voulu dans ces dernières années composer un système analogue.

Ils reconnaissaient un double principe de vie : l'un animal, qu'ils nommaient *physis*, simplement organisateur du corps suivant *Baltzer*, capable en outre suivant *Gunther* du concept phénoménal et particulier, sans pouvoir atteindre au général et à la causalité.

Le deuxième principe est l'*esprit*, jouissant de la connaissance

---

(1) *Oratio de principio vitali*. — Montpellier, 1753.
(2) *Dualité du dynamisme humain*. — Paris, 1854.

rationnelle, conscient de lui-même, capable de s'élever des phénomènes aux principes, et des principes relatifs au principe absolu. Ces deux sources de vie, par leur influx mutuel, s'entr'aident ou se combattent dans leurs opérations.

Cette doctrine allemande, si analogue à celle de Montpellier, avait déjà réuni un grand nombre d'adhérents, lorsque la sollicitude du souverain pontife est venue éclairer la science chrétienne (et non l'entraver), en condamnant d'une façon irrévocable le gunthérianisme même adouci de Baltzer, comme « ne pouvant être soutenu sans une erreur dans la foi. »

De tant d'erreurs quelle était la cause? Tessier seul le comprit; «une même inspiration d'en haut, la voix qui l'avait converti, lui dévoila le mal et lui découvrit le remède:» tant il est vrai que le christianisme est la source féconde de tout progrès véritable! «L'art médical périssait, parce qu'il avait perdu sa tradition, parce qu'il avait perdu cet esprit de subordination qui coordonne les connaissances humaines et les fait aboutir toutes, quelles qu'elles soient, à une doctrine supérieure, qui leur sert de point d'appui et les préserve de l'erreur, cette autre forme de l'ignorance. Il fallait donc rattacher la médecine à une base philosophique, et, comme toute philosophie part d'une théogonie ou y aboutit, il fallait rattacher la médecine à la doctrine chrétienne. »

Qu'est-ce que l'homme? qu'est-ce que la vie? pourquoi le mal en ce monde? pourquoi la maladie et la mort? Autant de problèmes insolubles pour ceux qui veulent juger de la nature de l'homme en dehors des vérités de la foi : *Diminutæ sunt veritates a filiis hominum.* C'est de cet état de choses que partit Tessier pour restaurer l'art médical. « Enseignement nouveau, d'une indépendance inouïe, comme l'a fort bien dit le Dr *Milcent;* doctrine qui osait s'attaquer avec tant de force et une si redoutable logique, un si suprême dédain, tant de grandeur et d'élévation, à la science du jour, aux doctrines régnantes, à cet ensemble de négations, de notions confuses, qui constituent l'organicisme de l'école de Paris. »

Mais tout système métaphysique sur la nature de l'homme peut être ramené à l'un de ces trois chefs :

Matérialisme,

Vitalisme,

Animisme.

Nous avons vu l'erreur des deux premiers systèmes personnifiée par les deux grandes écoles de Paris et de Montpellier.

La troisième doctrine est celle de *l'unité de l'homme;* elle ne reconnaît en lui qu'*un* principe de vie, savoir : l'âme rationnelle, qui ne diffère pas, en tant que substance, du principe d'où la sensibilité et la végétabilité procèdent dans le corps.

Cette doctrine est généralement admise par l'Église catholique; c'est aussi, grâces à Dieu, l'opinion d'un grand nombre d'hommes de génie.

Dans l'antiquité elle est représentée par Aristote, le plus puissant génie d'induction qui ait existé, et l'écho de la tradition biblique, dont il eût connaissance.

Puis dans les temps chrétiens, S. Basile, S. Athanase, S. Chrysostome, S. Augustin, Hugues de St-Victor, S. Thomas d'Aquin, Suarez, et le médecin danois Stahl, admirent tous que l'âme est vraiment la forme du corps; mais *Stahl*, exagérant cette donnée, eut le tort de soutenir que l'âme avait en outre la direction, sinon consciente, du moins intelligente des actes végétatifs : cette erreur perdit sa cause. Depuis lors, la médecine avait singulièrement négligé les grandes données de l'anthropologie, lorsqu'il y a vingt ans Tessier appliqua de nouveau à la médecine la doctrine de l'unité de l'homme, non point avec l'absolutisme de Stahl, mais dans ces limites raisonnables et fécondes que l'Église enseigne.

Le savant médecin édifia l'ensemble des faits médicaux sur quatre données générales, qui lui servirent de principes premiers. Ce sont :

1° L'unité substantielle de l'homme comme base de la *physiologie*.

2° La faute originelle et la nature du *mal*,—base de la *médecine*.

3° L'essentialité des maladies, c'est-à-dire leur existence comme espèces morbides, — base de la *pathologie*.

4° Le traitement par les indications positives, — base de la *thérapeutique*.

Examinons par quel travail d'esprit il parvint à les formuler : cette étude ne sera peut-être pas sans intérêt; l'histoire d'un homme, n'est-ce pas en réalité l'histoire de ses idées? Personne, du reste, dans le siècle où nous sommes, ne reste étranger aux sciences; et qui ne s'intéresserait surtout à la médecine, dont on a si souvent besoin? Bien peu cependant en connaissent les premiers éléments.

III

Ier PRINCIPE : UNITÉ SUBSTANTIELLE DE L'HOMME.

Tessier avant sa conversion, et comme initiation préparatoire, avait un moment adopté le christianisme vague de l'école de

Buchez. C'était encore un médecin philosophe et réformateur. Sous ce rapport il devait y avoir entre lui et Tessier une attraction première; Buchez rendait aussi justice à l'Église catholique, il la regardait comme la source véritable des progrès acquis et le point de départ des progrès futurs; pourtant il la considérait moins comme autorité et vérité absolue que comme auxiliaire puissant, comme instrument nécessaire pour son œuvre de régénération sociale; il s'attacha bien plus à la morale qu'au dogme; mais encore il écourta la morale et n'arriva point aux sacrements, couronnement pratique de la foi chrétienne.

C'est ainsi que ce grand esprit resta en arrière de ses propres disciples. Néanmoins son œuvre incomplète ne fut pas sans utilité, elle devint comme le trait d'union qui sert à relier deux termes différents. Certains incrédules qui auraient reculé en face de l'austère vérité, entrèrent sans défiance dans cette voie plus facile; puis ceux qui étaient de bonne foi, voyant son insuffisance, abandonnèrent cette lueur incertaine, où les avait conduits l'entraînement d'une âme généreuse mais inexpérimentée, pour se diriger vers la lumière, vers la splendeur du vrai absolu.

C'est dans cette époque de transition et d'enfantement spirituel que Tessier connut *Requedat*, cette âme d'élite, ce cœur capable de généreux efforts, qui le second en France après le P. Lacordaire revêtit la robe blanche de S. Dominique, dont il devait bientôt se couvrir pour linceul.

Il y connut encore l'architecte *Piel* et le peintre *Besson*, qui tous deux entrèrent aussi dans l'ordre; puis les deux frères *Bion*, amis fidèles, artistes habiles, et *Roux-Lavergne*, qui plus tard, converti comme lui et devenu prêtre, s'efforça de lui faire partager son admiration pour la philosophie scolastique.

Voilà par quelles transitions Tessier devint chrétien et philosophe; voyons maintenant comment il appliqua à la science les données du christianisme et de la philosophie.

Le vénérable M. *Desgenettes*, ce grand conseiller des esprits et des cœurs, fit faire un deuxième pas à Tessier, qu'il aimait beaucoup : « Quand on est chrétien, lui disait-il, il faut l'être en tout : *Instaurare omnia in Christo.* » Ce fut désormais sa devise.

Tessier résolut donc d'être non-seulement chrétien comme homme, mais médecin chrétien enseignant des idées chrétiennes, et, comme on l'a dit, *baptisant Hippocrate : « Olim gentilis, nunc christianus Hippocrates. »*

Mais ici se présente un problème bien grave, que nous devons élucider avant d'aller plus loin, pour justifier un pareil dessein : c'est celui de *l'accord de la science et de la religion*. La science doit-elle être religieuse? la médecine doit-elle être chrétienne ? Les savants de nos jours poussent à la séparation ; et pour sauvegarder les droits de la raison humaine, ils cherchent à la dégager de plus en plus de ce qu'ils appellent les entraves religieuses, affirmant que le progrès ne peut exister qu'à ce prix. Pour Tessier, au contraire, rendre la médecine chrétienne, ce n'était pas faire acte d'innovation mais de justice, c'était la rétablir à son rang et dans ses droits les plus légitimes.

« En effet, la médecine s'appuie sur le dogme de l'unité de l'homme considéré comme individu et comme espèce, aussi bien que sur le dogme du péché originel et de la nature du mal ; et, tout en restant science humaine par ses autres principes puisés dans l'ordre naturel, elle a un côté théologique qui explique son caractère sacré et fait honorer le médecin : *Honora medicum*, dit l'Écriture. »

Tels sont bien les principaux problèmes qui surgissent dans l'esprit d'un jeune homme dès le premier jour des études médicales. Or ces problèmes, nous les trouvons résolus d'avance par l'autorité de l'Église ; comment le médecin les résoudra-t-il à son tour? Sera-ce par la doctrine catholique, ou par sa seule raison?

L'ordre naturel et l'ordre surnaturel, quoique essentiellement distincts, sont naturellement unis chez les chrétiens, et, par suite de cette union, l'ordre naturel reçoit de l'autre des lumières supérieures, qui le pénètrent et le perfectionnent. Ces lumières ce sont les *dogmes*, vérités doublement infaillibles, car elles sont la parole de Dieu même, reconnue comme telle et définie par l'autorité de l'Église universelle.

Pourtant, si parmi les dogmes il en est que la raison ne peut comprendre, il en est d'autres qui, exprimant des vérités de l'ordre scientifique, relèvent ainsi des méthodes et de l'autorité de la science.

Mais ces méthodes, ces moyens de connaître, ne constituent la science qu'à la condition d'atteindre la vérité son objet ; il n'y a pas de science de l'erreur, la vérité est au-dessus des procédés et des méthodes, elle juge d'avance et condamne les moyens qui ne l'atteignent pas ; s'en écarter, c'est condamner l'esprit humain au supplice des Danaïdes, remplissant sans repos d'une eau qui s'écoule sans cesse leur tonneau toujours vide.

« Et quelle serait en particulier, dit le P. Roaldès (1), la position du savant chrétien qui ne se préoccuperait pas des dogmes dans la science ?

(1) *Art médical*, t. XI, p. 241-258.

« Il niera comme philosophe ce qu'il affirmera comme chrétien, il déclarera fausse, au nom de la prétendue infaillibilité scientifique, ce que son cœur trouvera véritable par l'infaillibilité religieuse.

« Ne vaut-il pas mieux pour le philosophe, pour le médecin chrétien, avoir comme les mages son étoile directrice. — Cette voix amie qui vous crie : Prenez garde, ce principe aboutit à une erreur, ces observations sont mal faites, elles contredisent une vérité absolue ; recommencez votre travail. »

C'est ainsi que la foi, loin d'arrêter le progrès et la science, est destinée à les faire progresser plus rapidement en les préservant des erreurs; «le vrai absolu doit vous servir de terme de comparaison pour juger de la valeur relative des systèmes, et tous les efforts doivent tendre à ramener à leur foyer commun les rayons divergents qui vous paraissaient d'abord émaner d'une autre source. »

Ce serait du reste avoir une idée bien chétive de l'harmonie de la création divine, que de regarder l'univers comme étant perpétuellement abandonné au conflit de puissances ennemies. Non, l'antagonisme qui semble exister entre les lois divines, — les lois métaphysiques,—sociales,—vitales,—physiques,—chimiques,—mathématiques, — cet antagonisme n'est qu'apparent ; entre ces diverses puissances ce n'est pas la lutte, la contradiction qui existe, c'est la subordination, c'est l'obéissance, chose bien différente; car dès lors tout conspire au même but. Chaque loi commence son empire là où finit le règne de la loi supérieure :

Supremum infimi attingit infimum supremi (1).

Voilà le secret du véritable éclectisme; on choisit, mais ce choix n'est point laissé au hasard, il est déterminé par un motif supérieur, par un principe de coordination qui éclaire et qui guide.— *Dieu*, — *l'homme*, — la *nature*, tels sont les trois noms de tout ce qui existe et le triple objet de toute science. La théologie, science de Dieu, est la première : c'est elle qui fournit les *principes ou la base céleste*, sans laquelle l'homme resterait privé de point d'appui et perdu dans l'immensité de l'infini ; — la *philosophie*, expression de l'intelligence humaine, fournit les *méthodes*, c'est-à-dire l'arme et le levier. Fort de cette double puissance, le savant pénètre dans les profondeurs de la *nature* et lui dérobe ses secrets. Voilà pourquoi les sciences naturelles relèvent toutes de la philo-

____

(1) Le sommet de la série inférieure atteint la base de la série supérieure.

sophie et de la foi. Au point de contact de ces diverses sciences, se trouvent aussi des vérités également démontrables par la *raison*, par l'*observation*, et certaines par la *foi*: c'est le *degré suprême* de la science et de la philosophie, le *premier échelon* de la théologie. Ainsi les plus beaux chapitres de la *théodicée*, sur l'existence de Dieu ou l'immortalité de l'âme, ne sont au bout du compte que la paraphrase du premier chapitre de tous les catéchismes; mais ici encore les deux sciences se poursuivent sans se contredire ni se confondre. En effet, si le philosophe arrive à la démonstration rationnelle d'une vérité révélée, il n'a point fait un travail inutile; c'est un honneur pour lui, c'est un progrès pour tous: car certains esprits rebelles ne cèdent qu'à la conviction de leur entendement, et dès lors ils seront acquis à la vérité. « Défions-nous donc de cet esprit séparatiste qui prétend isoler la religion au fond du sanctuaire, lui interdire toute immixtion aux chôses de ce monde, comme si elle n'était pas la lumière du monde, et qui la réduirait à un culte sans adorateurs, après en avoir fait un hibou, suivant l'expression et le vœu de Frédéric II. »

Après l'influence de M. Desgenettes, deux grandes amitiés honorèrent Tessier et achevèrent de mûrir son génie. La première est celle du *P. Lacordaire*, dont il fut un des plus ardents défenseurs à l'époque où l'illustre dominicain venait établir à Paris les fondements de son ordre. C'est sous sa direction qu'il fonda en 1841, pour les jeunes médecins et les étudiants en médecine, la conférence de *Saint-Luc*; le souvenir d'un médecin choisi par Dieu pour être un des quatre évangélistes ne pouvait être qu'un glorieux patronage. Tessier composa même pour cette société un petit catéchisme médical, admirable préface de son œuvre, qui parut dans la *Revue d'anthropologie chrétienne* en 1847.

Sa piété semblait augmenter en proportion de sa science, et bientôt, se dévouant davantage encore à la grande famille dominicaine, il se fit recevoir du tiers ordre de Saint-Dominique. Je vois d'avance beaucoup de ses collègues sourire de mépris devant ce qu'ils appelleront une petitesse, une faiblesse d'esprit; laissons-les dire : S. Louis, roi de France, qui sans doute les valait bien, se fit pourtant recevoir du tiers ordre de Saint-François.

Tessier se prit alors à étudier, dans *S. Thomas d'Aquin*, cette philosophie scolastique qui lui paraissait la plus propre aux grandes démonstrations de la métaphysique.

Deux raisons vinrent encore le confirmer dans son choix. « La première c'est que S. Thomas d'Aquin, disciple d'*Albert le Grand*, fut son émule dans les sciences naturelles et le surpassa dans les sciences métaphysiques.

« Le Docteur angélique a donc connu les difficultés et les écueils des sciences naturelles (1). »

La seconde raison s'inspire « du danger de notre siècle. Sous prétexte de progrès, la philosophie du XIX⁰ siècle veut nous ramener aux aberrations du XIII⁰. On jurait alors par *Averroës*, on le ressuscite aujourd'hui, et l'averroïsme redevient une doctrine; le scepticisme absolu s'introduit sous la formule exagérée du doute méthodique de *Bacon* et de *Descartes*. Or S. Thomas, en réfutant les extravagances philosophiques de son temps, semble avoir écrit pour le nôtre, et nous présente un travail achevé avec cette perfection qu'on ne pouvait attendre que de l'union de la foi, du génie et de la science. »

Ce fut à cette grande école qu'il puisa ses meilleures armes pour la démonstration de l'*unité de l'homme*. Pour lui l'âme était le principe de la vie, depuis les phénomènes les plus élémentaires de la nutrition, jusqu'aux actes de l'intelligence les plus élevés; il insistait souvent sur la nécessité pour la médecine de ne voir dans l'homme qu'une unité, qu'un être substantiel à la fois esprit et corps.

Il en déduisait cette conséquence que « quand l'homme est malade il l'est tout entier dans son ensemble et son unité, tandis que le symptôme et la lésion ne sont que des affections de fonctions et d'organes. »

Tessier fut donc bien le premier et le seul vers ce temps en France d'enseigner l'unité de l'homme comme base de la médecine générale.

En 1851, Tessier rencontra à Paris le P. *P. Ventura*, et ces deux grands esprits ne tardèrent pas à s'entendre. Le savant général des théatins venait de combattre à *Montpellier* le *duodynamisme*, et soutenait au nom de la théologie ce que Tessier établissait déjà médicalement. Dès lors, assuré d'un si grand appui et craignant moins de se tromper, il formula sa pensée dans cette sentence scolastique : « *Actiones et passiones sunt compositi.* Les actions et les souffrances ne sont ni du corps séparément ni de l'âme séparément, mais des deux substantiellement unis. »

« Le sens commun ne nous dit-il pas déjà que c'est l'homme qui pense, qui désire, qui veut, et non l'âme seule; que c'est l'homme qui naît, vit, souffre et meurt; que c'est lui et non le corps seul qui est malade ou sain? Partout et toujours nous trouvons l'homme, le moi; mais jamais ce moi ne devient synonyme de

_____

(1) Les nombreuses citations que nous ferons de l'œuvre de Tessier seront signalées par des guillemets.

l'âme exclusivement, un principe fonctionnant indépendamment du corps, tel que nous le présente la philosophie de *Platon* et de *Descartes*. »

Enfin, en 1857, il triompha lorsqu'il put lire, dans la condamnation des erreurs de *Günther*, cette phrase de N. S. P. le pape Pie IX : « Que l'union substantielle de l'âme et du corps est formellement reconnue comme une doctrine catholique : *Catholica sententia ac doctrina de homine, qui corpore et anima ita absolvitur, ut anima, eaque rationalis, sit vera per se atque immediata corporis forma* (1). »

Cette parole suprême venait en effet sanctionner le principe fondamental de tout son enseignement, et en faire non-seulement une vérité médicale et philosophique, mais encore presqu'une vérité catholique ; dès lors il inscrivit ces paroles du pontife au frontispice de l'*Art médical*, dont elles seront toujours le *labarum*.

DÉFINITION DE LA VIE. — La connaissance de l'unité de l'homme nous donne désormais le secret de la vie. Nous devons la définir :

Un mouvement organisateur, spontanément produit par l'union substantielle de l'âme et du corps.

Dès lors aussi la place de l'homme est facile à marquer dans l'œuvre de la création. Il ne nous apparaît plus comme une exception dans la nature, comme un être isolé ; mais son histoire est en parfaite harmonie avec celle des autres êtres organisés.

Car la philosophie naturelle nous montre en eux le même principe de l'unité substantielle, les mêmes éléments métaphysiques que dans l'homme :

Une *matière*, support des phénomènes ;

Un *principe* intérieur d'action, une *forme*, que nous appelons l'âme, douée d'une puissance variable.

Elle est seulement *végétative* dans la plante, *sensitive* dans l'animal, *raisonnable* dans l'homme.

« L'âme *végétative* cherche l'*être*, dit *S. Ambroise;*

L'âme *sensitive*, le *bien-être;*

L'âme *raisonnable*, le *meilleur être.*

Dans des êtres différents on peut dire que ces trois puissances sont trois âmes ; mais dans l'homme, ces trois âmes ne forment qu'une seule essence et ne diffèrent entre elles que comme puissance. »

L'homme, dans son organisation sublime, résume donc la nature entière. Il a quelque chose de toutes les créations. « Il partage, dit *S. Grégoire*, l'*être* avec les minéraux (*esse*), la *vie* avec les vé-

---

(1) Lettre à Mgr Jean de Geissel, archevêque de Cologne. Côln, 28 août 1853. — Lettre à Mgr Henri, évêque de Breslau. Rome, 30 avril 1860.

gétaux (*vivere*), le *sentiment* avec les animaux (*sentire*), l'*intelli-gence* avec les anges (*intelligerc*) (1).»

On a dit souvent qu'il était un *microcosme,* c'est-à-dire un petit monde : il serait plus vrai de l'appeler un *macrocosme,* un grand monde; car, s'il *résume* la nature, c'est en la *dominant.*

In rebus ordinatis, perfectius continet imperfectius (2).

Le premier dans la hiérarchie des corps, le dernier dans celle des esprits immortels, il est comme le trait d'union entre la terre et le ciel :

Extrema Deus jungit per media (3).

C'est en lui qu'on voit clairement le double plan de là création : l'un qui s'abaisse et se matérialise de degrés en degrés, depuis le fils d'Adam, encore pétri de boue et d'intelligence, jusqu'à la matière brute, et s'évanouit ensuite de la matière au néant ; l'autre qui s'élève de l'homme jusqu'aux anges, purs esprits, et des anges à la plénitude de l'être, à l'infini, à Dieu.

Tel nous apparaît l'homme avec sa double substance en une seule nature, médiateur vivant entre ces deux mondes : d'une part, heurtant du pied l'argile; de l'autre, le regard plongé dans l'infini : d'une part, tout frémissant encore à la vue du néant dont il vient de sortir; de l'autre, cherchant Dieu et poursuivant avec une ardeur fébrile le seul espoir dont la réali-sation puisse lui donner quelque repos, l'idée de l'immortalité.

Le principe de l'unité de l'homme, unité dans l'individu, unité dans l'espèce, constitue donc le lien des sciences médicales.

«C'est l'homme composé et constant dans ses manifestations vitales, aussi bien que dans ses états morbides, qui est l'objet com-mun et simultané de la *physiologie* et de l'*hygiène*, de la *patho-logie* et de ses branches.

« Cette unité n'exclut pas la variété :

Ad esse, sequitur unitas et distinctio (4).

«Variété d'organes, variété de fonctions, variété de maladies, de symptômes, de lésions: telles sont les premières assises d'un plan immense dont les cadres accueillent sans confusion les trésors acquis et ménagent l'espace pour l'infinie variété des connais-sances de détail que nous promet l'avenir.

(1) XXIXe Homélie sur les saints Evangiles.
(2) Dans les choses coordonnées, la plus parfaite contient la moins parfaite.
3) Dieu unit les extrêmes par des termes moyens. (S. Denis l'Aréopigite.)
(4) Dans l'être, la variété suit toujours l'unité.

« La constitution des sciences médicales doit donc embrasser ces deux côtés d'ensemble et de détail, d'*analyse* et de *synthèse*, qui constituent la vérification et la preuve de toute science bien établie.»

PHYSIOLOGIE. — Si maintenant nous voulons constituer d'abord la science de l'homme sain, ou la *physiologie,* qui doit nécessairement servir de prototype à la science de l'homme malade, nous voyons qu'elle comprend l'être tout entier : et le corps, matière de l'âme; et l'âme, forme du corps, présidant à tous les phénomènes vitaux sans exception, de quelque ordre qu'ils puissent être, depuis les actes les plus élevés de l'intelligence (*psychologie*) jusqu'aux phénomènes les plus élémentaires de la nutrition (*physiologie* fonctionnelle).

Elle comprend aussi l'étude des parties constituantes (physiologie analytique ou *anatomie*), et enfin les éléments physiques et chimiques qui constituent le corps, puisque le Très-Haut a formé l'homme du limon de la terre : *Formavit hominem de limo terræ.* C'est l'étude que se propose la *chimie organique.*

HYGIÈNE.—La *physiologie* n'engendre pas seulement des sciences, elle développe aussi un *art :* c'est l'*hygiène.* Quelques mots sur ce sujet montreront combien la vérité supérieure dont s'inspirait Tessier rejaillisait en fécondes lumières et en applications pratiques.

· « *L'hygiène est l'art de régler la vie intellectuelle, sensitive et végétative.* L'homme est un; et la vie de l'homme n'appartient pas au corps seulement, comme le supposent les matérialistes, pas plus qu'elle n'est le propre de l'âme, ainsi que l'entend le spiritualisme absolu.

« Le matérialisme a créé une hygiène brutale : n'est-ce pas de notre temps qu'on a pu, avec une apparence de logique, signaler dans une chaire officielle la chasteté comme un attentat aux lois de la nature? Combien de fois arrive-t-il à des médecins naïvement convaincus de révolter le sens moral d'un client, la délicatesse d'une famille, par des conseils imprudents appuyés sur de prétendues nécessités vitales !

« Il ne faut pas prendre pour des lois absolues tous les appétits de l'organisme, sans même se demander si ces appétits ne sont pas dénaturés par la dépravation de l'esprit et du cœur.

« Nous dirons aux hygiénistes : Ne voyez dans l'homme ni ange ni bête; souvenez-vous que c'est un homme. La vie de l'être humain n'est ni dans ses tendances morales, ni dans ses appétits physiques; elle est dans l'harmonie de l'ensemble. Ne soyez ni moralistes ni vétérinaires : soyez médecins. »

IV

IIe PRINCIPE : DOGME DU PÉCHÉ ORIGINEL. — ORIGINE DE L'ART MÉDICAL.

La *physiologie*, à son tour, sert à définir et à classer les états morbides ; en effet, partant de la connaissance de l'être humain, de la nature humaine (φύσις nature, λόγος, science), elle en déduit que la *maladie* est un état *contre nature* de l'*homme* pris dans son *entier*, dans son *unité*, dans sa *personnalité*.

Le *symptôme* est le trouble d'une *fonction*.

La *lésion* est l'état contre nature d'une *partie* solide ou liquide du corps humain. Chaque lésion n'est donc pas une maladie.

Mais ici la science doit encore une fois s'appuyer sur le *dogme* : l'origine de la maladie soulève, en effet, aussitôt la grande question de l'*origine du mal*.

La tradition chrétienne, le dogme théologique nous apprennent que le péché originel fut la porte par laquelle le mal entra dans le monde. C'est là le grand mystère de la chute, « mystère sans lequel, dit *Pascal*, l'homme est plus inconcevable que ce mystère n'est inconcevable à l'homme. »

Qu'est-ce donc que le bien ? qu'est-ce donc que le mal ?

Nous définissons le bien : il y a longtemps qu'*Aristote* a dit : *Le bien c'est la fin de tous les êtres.*

Nous définissons le mal avec deux grands docteurs :

Le mal c'est, non pas l'absence, mais la privation du bien, dit S. Augustin.

Malum habet causam non efficientem sed deficientem, dit S. Thomas.

Ce n'est pas un mal pour les animaux de ne pas pouvoir parler, car tout a été coordonné, prévu pour cela dans leur nature ; mais ce serait un mal pour l'homme, car le langage est l'instrument de l'intellect ; or l'homme, doué de l'intellect, a besoin du langage pour ses relations extérieures, pour exprimer sa pensée avec ses semblables et rendre gloire à Dieu.

Le mal n'est donc pas une chose positive, un être, une entité ; mais un état négatif, la privation de ce qui devrait être, la privation du bien, puisque le bien c'est *ce qui doit être* ; voilà pourquoi *Dieu*, l'être par excellence, est appelé *le souverain bien*.

Cette distinction est importante. En théologie elle conduit à admettre ou à refuser deux natures dans l'homme, et l'admission de deux principes, l'un bon, l'autre mauvais, a produit la grande hérésie des *gnostiques* ou *manichéens*.

En médecine la même question se présente ; toute une école célèbre, celle de *Montpellier*, en admettant dans l'homme un principe morbide, en faisant de la maladie une fonction, tombe précisément dans la même erreur que les gnostiques, en sorte que, tout en conservant quand il s'agit de religion le dogme catholique, elle admet réellement, par une contradiction flagrante, le principe contraire dès qu'elle est sur le terrain de la science médicale.

Si j'étudie maintenant l'enchaînement des faits ou les suites du péché, je vois se dérouler le tableau navrant des misères de l'homme ; j'y vois aussi poindre les origines de l'art salutaire (*ars sanandi*), et le plan céleste où sont marqués ses progrès, sa décadence, sa renaissance chrétienne.

La faute du premier homme imprima à tout son être un caractère de déchéance : dépouillé dans l'ordre de la grâce, *spoliatus in gratuitis*; blessé dans l'ordre de la nature, *vulneratus in naturalibus* (1), il devint imparfait, incomplet, et cette privation du bien se manifesta : du côté de l'esprit, par les passions; du côté du corps, par les souffrances, la maladie, la mort, enfin par le rapport du mal moral avec le mal physique.

Bien plus, comme aucun être ne peut produire au delà de sa propre puissance, l'homme déchu ne put avoir qu'une postérité également sujette aux passions, à la maladie, à la mort; de là l'hérédité des maladies et la solidarité des peines parmi les hommes.

« Cependant, à côté de cet abîme de misère se trouve un abîme de miséricorde. *Dieu*, dit l'Écriture, *a fait les habitants de la terre guérissables*. » C'est lui qui a donné la vertu aux plantes, et qui du premier ami veillant au chevet du premier malade a voulu faire le premier médecin.

Voilà donc la médecine établie, comme nécessité, comme moyen accordé par la Providence pour réparer sans cesse l'œuvre de destruction du péché.

Elle soutient l'humanité dans sa marche douloureuse, comme autrefois le Cyrénéen soutint la croix de notre doux Sauveur; placé à ce point de vue supérieur et seul vrai, l'art médical s'ennoblit et s'inspire.

Oui, l'art médical est grand: car, s'il touche à la matière, il touche aussi au ciel; il se montre illuminé des rayons de la mi-

(1) Concile provincial de 1860.

séricorde divine; le Sculpteur sublime lui transmet le ciseau et l'inspiration pour ébaucher une seconde fois la statue adamique. Aussi n'est-ce pas seulement une science, mais un art, presque un sacerdoce; « qu'y a-t-il de plus noble que de lutter contre la fatalité qui pèse sur la postérité du premier homme, surtout quand cette lutte se termine par un triomphe qui sèche des larmes au lieu d'en faire verser? »

«Cependant Dieu n'a pas fait l'art médical d'emblée; procédant suivant les lois générales qu'il a établies, il a d'abord préparé son œuvre. Les connaissances empiriques des maladies et des remèdes, les théories sur la nature de l'homme : telle fut sa préparation. Puis, au jour marqué dans ses desseins pour donner une forme à l'art médical, Dieu suscita un homme issu d'une ancienne famille de médecins en honneur dans la Grèce; il le fit naître et vivre dans le siècle le plus éclairé de l'antiquité, de sorte qu'il fut le contemporain de Socrate et le maître de Platon. Mais ce n'est pas tout : il orna cet homme de toutes les qualités qui commandent le respect et assurent l'autorité. A cet homme il donna des lumières qui devaient éclairer la postérité, permettre à la médecine de s'harmoniser avec le christianisme, et qui, certes, étaient de véritables mystères pour lui-même comme pour ses successeurs pendant plusieurs siècles. Il fit dire à Hippocrate ces paroles qui consacrent le souvenir de la chute originelle : Ὅλος ἄνθρωπος ἐκ γενετῆς νοῦσος ἐστί· *L'homme entier, dès la naissance, n'est que maladie;* et encore : *Il y a dans les maladies quelque chose de divin :* τὶ θεῖον.

« Et ces paroles sont restées le flambeau de la science.

« Tel est le patriarche de l'art médical. Bossuet a inscrit son nom dans l'*Histoire universelle.*

« Hippocrate eut des successeurs qui firent comme ceux d'Alexandre, qui se disputèrent les idées qu'il avait réunies en corps de doctrine. L'un ne vit dans Hippocrate que l'expérience, et se fit empirique; un autre n'y vit qu'une théorie philosophique ou physiologique, et se fit dogmatique. La lumière supérieure ne les guidait plus; Galien lui-même n'en fut point suffisamment éclairé. Dieu cependant le suscita pour transmettre à la postérité la lettre et l'esprit de la doctrine d'Hippocrate, aussi fidèlement interprétée qu'on peut le désirer après six siècles d'intervalle. Mais la médecine avait dégénéré comme la société : la dissolution romaine atteignait les arts, les sciences et les lettres. Sur ces entrefaites, des épidémies successives éclatèrent à Rome : indignes de leur mandat, les médecins abandonnent les malades et cherchent par une fuite honteuse à conserver une vie déshonorée. Les médecins païens ont donc abdiqué.

« Dieu va-t-il créer à Rome une académie de géomètres, de physiciens et de chimistes pour reconstituer la médecine? Il n'en est point question. Les cris des malheureux abandonnés par leurs médecins sont entendus jusque sous terre, et soudain on voit sortir des catacombes une foule de gens inconnus, qui se précipitent vers le chevet de la douleur et de la mort, prêts à partager l'une et l'autre avec joie, avec transport. On les appelle des *parabolains*, ce qui ne veut point dire des académiciens, mais des gens qui *affrontent le danger*, qui *courent au-devant de la mort*. Depuis les premiers parabolains, qui demandèrent et obtinrent pour récompense de leur zèle le droit de construire des hôpitaux pour s'y consacrer aux soins des malades, jusqu'aux Petites-Sœurs des Pauvres, il y a eu des parabolains pour toutes les douleurs, pour toutes les misères, pour tous les sexes, pour tous les âges. C'est ainsi que Dieu fonda, ou prépara, si l'on veut, la médecine.

« Mais ce n'est pas assez pour l'art médical que la charité poussée jusqu'à l'héroïsme, jusqu'au martyre : le zèle seul est insuffisant, *ardere parum*. Le paganisme avait prouvé l'autre proposition : *lucere vanum*, la science seule est chose vaine ; il fallait donc arriver à la troisième condition posée par S. Bernard : *sed ardere et lucere multum*, mais le zèle uni à la science c'est beaucoup. Ce fut dans le sanctuaire de l'immolation volontaire, fondé par *S. Benoît*, que la science traditionnelle fut recueillie, mais non entassée dans un grenier comme une semence que l'on tient en réserve, ou comme des curiosités d'un autre âge. La science ancienne fleurit et fructifia dans ces asiles hospitaliers : il en sortit des hommes pourvus de connaissances encyclopédiques, qui répandirent partout des lumières plus pures que celles qu'ils avaient dérobées à la barbarie; des universités naquirent et fleurirent dans la chrétienté; les écoles de médecine reparurent sous l'influence et la protection de l'Eglise, qui avait élevé les médecins à la dignité de clercs pour les soustraire aux brutales exigences des conquérants du Nord. Puis un nouveau siècle, plus grand, plus éclairé que ceux de Périclès et d'Auguste, arriva : c'est le siècle d'*Innocent III*, de S. *Louis*, de S. *Dominique* et de S. *François*, préparé par le siècle de S. *Bernard*. Une ère nouvelle commença pour les sciences médicales. *Albert le Grand* et S. *Thomas* réformèrent non-seulement la philosophie métaphysique, mais la philosophie naturelle et par conséquent la *physiologie*. En établissant que l'âme sensible (ce que nous appelons aujourd'hui la sensibilité et l'irritabilité) a pour condition fondamentale d'action l'organisme, S. Thomas fit comprendre qu'il fallait en étudier les causes instrumentales dans le corps; qu'il fallait, en un mot, recourir à *l'anatomie*. La puissance spirituelle et temporelle des papes ne fut pas de trop pour mettre cette nouvelle méthode aux mains des médecins, envers et contre des préjugés respectables. Après l'anatomie normale vint *l'anatomie pathologique*, celle qui éclaire l'histoire des maladies par l'inspection des lésions qui se sont produites pendant leur cours. De *S. Thomas* à *Cuvier* la physiologie, prise dans son acception la plus large, a été constituée sur des connaissances positives. Et à qui doit-on ce bienfait? Mais ce n'est pas tout : la grande question des *universaux*, appliquée à l'histoire naturelle, a produit ces belles classifications auxquelles s'attachent les noms des *Linné*, des *Jussieu*, des *Cuvier*, etc. La même méthode, appliquée aux maladies, a engendré les *nosologies*, qui depuis trois siècles vont en se perfectionnant, même aujourd'hui, malgré les fantaisies de la médecine moderne. La connaissance plus approfondie des objets des trois règnes a elle-même amené d'heureux perfectionnements dans la partie de la médecine qui s'occupe spécialement du traitement. Aujourd'hui tout n'est-il pas préparé pour une doctrine qui comprendra, classera et éclairera les unes par les autres toutes les connaissances acquises? »

V

IIIe PRINCIPE : ESSENTIALITÉ DES MALADIES. — LOIS DES CORRÉLATIONS MORBIDES.

C'est à Tessier que devait en revenir l'honneur. Nous venons de reconnaître avec lui quels liens intimes unissent l'étude de l'homme ou *l'anthropologie* aux sciences théologiques. Remontant ensuite aux origines de la médecine, cet art nous est apparu comme un épanouissement de la charité même. Nous connaissons maintenant son sujet :

L'homme, esprit et corps substantiellement unis.

Nous avons défini son *objet* et son *but* : *Pénétrer aux origines du mal, le connaître, le guérir.*

Jusqu'ici l'ordre surnaturel dominait l'ordre naturel; toutefois l'ordre de la nature reste distinct quoique subordonné; il doit avoir sa lumière propre, il nous faut la chercher.

Il nous faut donc 1° établir la médecine comme *science*, c'est-à-dire lui donner une *base* scientifique fondamentale;

2° Indiquer la *méthode*, ou le critérium de ses connaissances.

Or le propre de toute science, c'est d'admettre un principe immuable, un *axiome* autour duquel viennent se grouper toutes les observations, toutes les idées secondaires et contingentes.

Dans la science *théologique* le principe immuable c'est la *vérité révélée*.

En *philosophie* ce sont les *idées nécessaires* (Platon), les idées du *vrai*, du *beau*, du *bien*, de *cause* et d'*être*, types absolus auxquels se rapporte toute idée de bien, de vrai ou de beau partiel que nous pouvons concevoir; véritable manifestation de Dieu : *Lux vera quæ illuminat omnem hominem venientem in hunc mundum.*

En *mathématiques* nous retrouvons la fixité des *axiomes*, ou vérités premières indémontrables et irréductibles; puis, l'immutabilité des *figures* comme base de la *géométrie*.

En *chimie*, fixité des *éléments*, existence des corps simples, quel que soit leur nombre, et qui, par leur combinaison mutuelle, produisent toutes les substances existant dans l'univers.

En *physique*, en *astronomie*, *immutabilité des forces*; pesanteur, calorique, lumière, électricité. Il est possible que plus tard on les réduise à une seule, diversement manifestée; mais celle qui restera sera immuable; l'erreur possible sur le nombre n'ôte rien à la valeur du principe.

La *botanique*, la *zoologie*, se basent à leur tour sur la *fixité des espèces*; *Aristote* les affirme, et *Cuvier*, se fondant sur ce principe, parvient à reconstruire avec des débris les *espèces* antédiluviennes, il crée l'*anatomie comparée*.

Au contraire, *Lamarck*, *Lamettrie*, *Virey*, *Bonnet* de Genève, *Linné*, *Darwin*, uniquement préoccupés des points de contact, ont méconnu les différences fondamentales qui séparent les anneaux de la série; ils admettent que la nature ne procède pas par sauts, mais par transformation sérielle, par transmutation; interprétation forcée de ce principe vrai : *natura non facit saltus.*

Ce qui les conduit à faire descendre l'homme d'un poisson s'habituant peu à peu à marcher sur la terre, ou, comme le disait ironiquement *Cuvier*, d'un singe dont le nez s'est allongé par un rhume de cerveau.

La médecine a-t-elle en elle-même un principe fixe de coordination comme toutes les autres sciences, ou bien n'est-elle que leur humble servante, qu'un amalgame informe, dont les fragments sont empruntés de toutes parts?

Oui certes, elle a un principe, et, comme elle est surtout une science naturelle, sa base est analogue à la leur : c'est la *fixité de l'espèce morbide*, l'*immutabilité des maladies* ou leur *essentialité*.

Immutabiles sunt rerum essentiæ : L'essence des choses est immuable.

Fixité, immutabilité, essentialité sont synonymes.

« L'idée de l'*essentialité* des maladies est donc en médecine l'idée scientifique par excellence, puisque toute science humaine repose sur l'essentialité ou l'immutabilité des lois de la nature.

« Or c'est une loi de la nature déchue que l'homme soit malade, et qu'il le soit suivant des modes déterminés.

« En effet, si la maladie est une peine, il est de toute justice que cette peine soit définie, limitée, précisée : on ne comprendrait pas une sanction vague, capricieuse et arbitraire dans ses effets ; on ne saurait méconnaître l'ordre dans le désordre. Car à côté de cette loi qui condamne l'homme à la maladie, il y a cette autre loi plus fondamentale, c'est que l'espèce humaine, malgré tous les fléaux qui l'environnent, traverse en se propageant les temps marqués pour sa durée. »

Cette idée de l'immutabilité des maladies, de leur essentialité, présentée dès l'année 1846 par Tessier à l'Académie des sciences, ne reçut aucun accueil de la part des médecins ; c'était alors le règne de l'organicisme, qui niait les maladies, et, les confondant avec les lésions et les symptômes, disait par la bouche des professeurs *Broussais, Corvisart, Rostan, Piorry*, etc. : « Il n'y a que des organes et des lésions d'organes ; toute lésion est une maladie. » Plus tard même, en 1855, au Congrès international de statistique tenu à Paris, les médecins ne purent s'accorder sur la classification des maladies comme cause de décès.

Partant, au contraire, du principe si sûr de l'unité de l'homme, Tessier définissait la maladie : *Une disposition contre nature du composé vivant*.

Disposition, car la maladie n'est pas un être, n'est pas la substance même de l'homme, mais seulement une manière d'être accidentelle.

Disposition contre nature, παρὰ φύσιν, car la nature de l'homme c'est l'harmonie de ses éléments, c'est la *santé*. Tel est l'antagonisme que Tessier désignait par ces mots, *contre nature* ; il ne voulait point dire en effet, comme on le lui a objecté, qu'il soit contre la nature de l'homme d'être malade, c'est-à-dire que l'homme soit naturellement impassible ; cette impassibilité, il ne la devait avant la chute qu'à l'état de grâce, faveur gratuite qui lui a été retirée par le premier péché.

Du composé vivant, et non du corps ou de l'âme ; car ce n'est ni le corps ni l'âme qui sont séparément affectés, ce n'est ni un organe ni une fonction qui sont altérés, mais c'est bien l'homme lui-même, qui réunit dans un ensemble commun les symptômes, les lésions, l'évolution de tous les phénomènes constituant la maladie.

Cette définition n'est point hypothétique, comme celles qui cherchent à se baser sur la nature intime des maladies, sur la cause impossible à trouver, et qui dès lors se fondent sur une explication préconçue sur une hypothèse illusoire.

Mais notre méthode est celle des sciences naturelles, qui consiste à distinguer les choses d'après leurs caractères et à désigner cet ensemble par un nom, qui n'est autre que le mode d'affirmation de leur connaissance.

Or, pour qu'on puisse définir les maladies et leur donner un nom, il est de toute nécessité d'admettre le principe de leur essentialité signalé tout à l'heure ; comment nommer ce qui varierait sans cesse ?

Il faut démontrer en outre que les différences qui séparent les maladies ne sont point des différences seulement d'individu à individu, comme le voulait *Hahnemann,* mais bien des différences d'*espèce à espèce.*

Or la tradition historique, l'observation directe, tout, jusqu'à leur nom même, nous montre que les maladies sont identiques à elles-mêmes, dans le temps et dans l'espace. « Elles ne changent ni ne s'échangent ; d'une maladie à une autre, il y a un intervalle constant.

« Si étroite que soit la parenté, entre la *rougeole* et la *scarlatine,* entre la *dyssenterie* et le *choléra,* il y a les mêmes différences radicales qu'entre le *lion* et le *tigre,* entre le *mélèze* et le *sapin.* Le *cancer,* la *phthisie,* la *goutte,* le *rhumatisme,* sont les mêmes au pôle qu'à l'équateur ; » et le savant *Littré,* étudiant deux mille ans après Hippocrate les fièvres rémittentes du Péloponèse pour les comparer à celles de l'Algérie, en retrouve les descriptions identiques à celles que nous a transmises le vieillard de Cos.

Les maladies existent donc à titre d'espèces immuables dans le temps et dans l'espace ; elles ont leur *essence* propre, elles sont *essentielles.*

« Toutefois, il ne faut pas oublier que les maladies ne sont que des accidents de l'homme, accidents distincts, définis, mais non des êtres, des entités morbides. »

Et qu'on ne s'étonne pas de voir ce caractère d'ordre et d'immutabilité dans ce qu'on regarde comme un désordre, comme un mal.

Nous l'avons dit ; il ne peut exister de désordre complet dans la nature; car toujours ce qui manque se trouve limité, borné, régularisé par ce qui reste.

Ne disons-nous pas tous les jours : Voici une ouverture carrée, une voûte ronde, un arceau ogival? Or, qu'est-ce qu'une ouverture, si ce n'est l'absence du corps à travers laquelle on l'a pratiquée et qui n'existe plus qu'alentour?

Or, c'est précisément ce qui reste de ce corps, pierre ou bois, qui limite le vide et donne une forme extérieure visible au vague de l'espace.

Nous disons de même tous les jours : l'orgueil, la paresse, la colère, sans en faire des êtres; et encore : la maladie, la fièvre jaune, l'érésipèle, le typhus.

Ainsi les états contre nature du corps humain, ou les maladies, se trouvent limités, régularisés par les fonctions qui restent et les lois qui résultent de leurs nouvelles combinaisons; cette *différentielle* constitue leur *essence*.

C'est ainsi que, tout en conservant au mal sa nature négative ou privative, l'esprit humain conçoit encore l'organisme comme soumis à des lois d'évolution régulières, fixes, immuables, c'est-à-dire déterminant ce qu'il y a d'essentiel dans chaque manifestation morbide. Ce n'est qu'à l'aide de cette réalisation apparente que le mal peut devenir un objet d'étude.

Mais une dernière et très-importante preuve de l'immutabilité des maladies, c'est qu'elle est nécessaire et en même temps suffisante pour la coordination de tous les éléments de la science.

Voici comment,

Partant du principe si général et si fécond de la scolastique :

Quæ sunt dispersa in inferioribus, sunt unita in superioribus (1),

Tessier applique cette donnée à la maladie, et formule pour la première fois des lois dont on ne tardera pas à entrevoir l'importance. En effet,

La maladie, considérée dans son ensemble, est un état complexe qui renferme en lui plusieurs éléments qui lui sont subordonnés hiérarchiquement comme les parties au tout;

Ce sont :

1° Le *symptôme*, phénomène extérieur, visible, correspondant à une modification de l'organisme, intime, inapparente, dont elle devient le *signe;*

2° La *lésion* ou altération apparente d'un organe, correspon-

----

(1) Les faits supérieurs comprennent et résument tout ce qui est au-dessous d'eux.

dant à une modification des fonctions végétatives inapparentes, dont elle devient également le *signe;*

3° La *cause interne*, ou *prédisposition*, affection contre nature qui précède la maladie ;

4° La *thérapeutique*, ou l'art de trouver les rapports entre le remède et la maladie.

I—II. **SYMPTOMES ET LÉSIONS**. — Examinons comment le fait de l'immutabilité des espèces morbides coordonne ces différents états. En voici la loi très-remarquable, loi des *corrélations morbides*, trouvée et formulée pour la première fois par *Tessier :*

Chaque maladie, ayant une essence qui lui est propre, imprime aux symptômes et aux lésions qui lui appartiennent un caractère particulier et distinctif, et vice versa :

Un symptôme, une lésion étant donnés, communs à plusieurs maladies, doivent recevoir de chacune d'elles un cachet particulier, qui fera reconnaître cette maladie.

Si les maladies étaient changeantes, variables, se transformant les unes dans les autres, le diagnostic serait impossible; mais si les essences morbides sont immuables, il en résulte que le même symptôme, la *douleur* par exemple, étudiée dans la *gastrite*, le *cancer* de l'estomac, la *gastralgie*, la fièvre *intermittente* larvée, différera suivant l'essence de ces maladies; en effet, elle est *continue* dans la *gastrite* , — *continue* avec *exacerbations irrégulières* dans le *cancer* , — *périodique vague* dans la *gastralgie* — et intermittente à heures fixes dans la fièvre d'accès *épigastralgiques.*

Le médecin, en partant du principe posé, étudie ces différences et arrive par ce moyen à un diagnostic régulier. C'est une certitude pour ainsi dire mathématique ; on pose la règle et l'on fait la preuve.

III. **ÉTIOLOGIE**. — Elle comprend les causes occasionnelles, mais surtout la cause interne ou *prédisposition;* celle-ci est véritablement la maladie en *puissance*, comme la maladie est la prédisposition passée en *acte*. Elle est aussi *définie, essentielle*, et son existence en chaque homme nous explique comment, sous l'influence d'une *même* cause externe, quatre personnes prendront quatre maladies différentes; l'une un rhume, l'autre une pleurésie, la troisième un rhumatisme, la quatrième une névralgie.

En effet, si l'ensemble de l'humanité a été par sa dégradation originelle soumis à toutes les maladies, celles-ci, distinctes comme espèces, se localisent sur chaque organisme, en sorte que chacun de nous apporte en naissant une prédisposition marquée, définie,

PHILOSOPHIE DES SCIENCES.

CLASSIFICATION DES SCIENCES ANTHROPOLOGIQUES ET MÉDICALES.

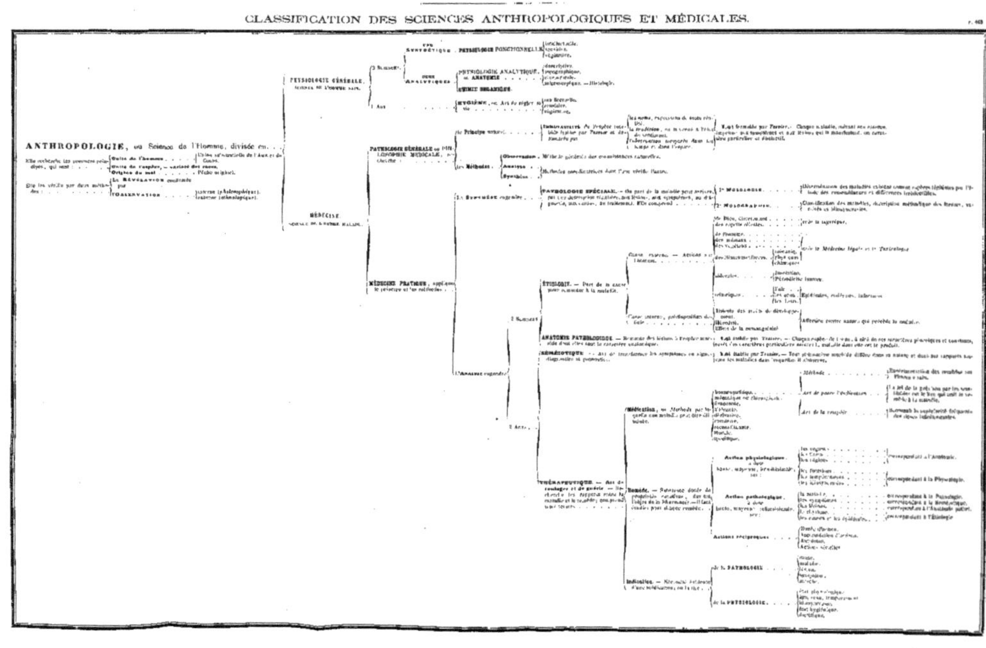

pour tel ou tel état morbide, qui plus tard sera mis en jeu si les causes occasionnelles surgissent pour l'*actualiser*.

Bien plus, la prédisposition, passant dans le germe, deviendra héréditaire; et ce fait de l'hérédité, si souvent constaté, trouve sa base sûre, son explication naturelle dans l'immutabilité des espèces morbides.

IV. THÉRAPEUTIQUE. — C'est la science qui établit les rapports de convenance qui existent entre l'action des substances médicamenteuses et la maladie.

Comment donc établir ce rapport, cette convenance, si la maladie change et varie, si elle n'est jamais semblable à elle-même? Sans l'immuabilité des espèces morbides, il est impossible de faire une science des remèdes, et l'on sera réduit à les choisir en se basant sur une hypothèse ou sur un empirisme aveugle et sans cesse renaissant, ce qui est la négation de la science. Nous verrons, au contraire, combien l'étude du remède cadre naturellement avec le plan général de la médecine, tel que nous l'avons développé jusqu'ici.

Mais, auparavant, résumons-nous en peu de mots dans un tableau synoptique, qui fera comprendre la généalogie de nos connaissances. (*Voir* le tableau ci-joint.)

C'est la première fois peut-être qu'il est donné à un médecin de réunir, dans un cadre aussi précis, les éléments divers qui jusqu'alors ne constituaient qu'une science vague et pour ainsi dire à l'état de sentiment. On pourra juger par là de la valeur de l'homme, de la puissance de l'intelligence qui en a découvert le secret, poursuivi la synthèse et formulé les lois jusqu'alors inconnues.

VI

IVᴱ PRINCIPE. — DOCTRINE DES INDICATIONS THÉRAPEUTIQUES POSITIVES.

Voilà toutes les sciences qu'il faut étudier pour pratiquer l'art de guérir; mais occupons-nous seulement ici de la thérapeutique, dont les vicissitudes bien connues se rattachent directement à la grande question de l'homœopathie et à la doctrine des indications positives, l'une des quatre bases sur lesquelles doit se fonder la médecine.

C'est en étudiant cette branche si féconde de l'art de guérir, que Tessier se trouva forcément en face de la réforme de *Hahnemann* et de la médication *homœopatique*. C'étaient trois cents médicaments de plus à ajouter aux moyens déjà connus, et une méthode nouvelle pour trouver d'une manière positive l'indication des remèdes dans les maladies. Fallait-il passer outre? fallait-il étudier? Pour un médecin consciencieux la réponse n'était pas douteuse. Il y fut du reste encouragé, dès l'année 1845, par un de nos savants et chers collègues, le Dr *Dufresne*, de *Genève*, qui lui remit les OEuvres de Hahnemann en le conjurant d'y jeter au moins les yeux. Cette étude, il ne fut pas le seul à la faire, nous la fîmes tous avec lui, pensant que cette expérimentation entreprise en commun, sous une surveillance mutuelle, aurait mille chances de plus pour faire éviter l'erreur et reconnaître la vérité.

Or trois ans d'expériences prudentes, instituées à l'hôpital Sainte-Marguerite et comparées aux résultats des autres médecins distingués du même hôpital, *MM. Valleix* et *Marotte* démontrèrent la supériorité de la nouvelle médication dans la majorité des cas; en voici le résumé :

TRAITEMENT HOMŒOPATHIQUE.			TRAITEMENT ALLOPATHIQUE.	
Années.	Malades.	Morts.	Malades.	Morts.
1849	1292	126	1087	169 '
1850	1777	138	1193	107
1851	1674	135	1442	135
Total en trois ans.	4743	399	3724	411

Le traitement homœopathique donnait donc une mortalité moindre d'un quart; il guérissait plus rapidement puisqu'il avait permis de soigner 1,000 malades de plus dans le même laps de temps; au point de vue économique, il réduisait des 9/10e les frais de traitement.

C'est ainsi que la statistique, cette arme de prédilection de la médecine moderne, prononça en faveur de Tessier et dérouta les intrigues de ses adversaires, qui voulaient le faire expulser des hôpitaux. Néanmoins, par un acte de sagesse et de prudence dont un esprit juste et fortement trempé était seul capable, Tessier reconnut toujours les droits du passé; tout en adoptant de la nouvelle thérapeutique ce qu'elle avait de bon, il n'accepta point d'en faire la médecine entière comme le voulaient ses partisans exclusifs. Il ne renonça pas non plus aux ressources positives déjà acquises par notre art; et, mettant l'ordre dans le désordre, il s'efforça de démontrer quelles étaient les indications positives de chaque médication dans les maladies. Mais cette nouvelle séparation d'avec la médecine officielle acheva de lui aliéner l'esprit de ses confrères. Ses élèves, et moi comme les autres, nous fîmes de vains efforts pour parvenir par le concours aux positions de l'école ou des hôpitaux; nous rencontrâmes partout une intolérance implacable. Au lieu de discuter les opinions dans une lutte scientifique et loyale, on nous taxa d'immoralité, de charlatanisme; on nous rejeta comme les hérétiques de la science. « Race de vipères, s'écriait M. Bouillaud à l'Académie de médecine, alors que j'y étais encore comme bibliothécaire; hypocrites indignes de toute politesse! ils se disent les disciples de S. Thomas; ils sont disciples d'un fou, d'un rêveur, d'un charlatan, de Hahnemann. »

Voyons pourtant en quoi consiste ce système, et si, pour un esprit non prévenu, il n'offrirait pas quelque chance de vérité. Une seule preuve ne vaut-elle pas mieux que beaucoup d'injures? mais *Fontenelle* l'a trop bien dit : « *La vérité est un coin qu'il faudrait faire entrer par le gros bout.* »

La doctrine formulée par Hahnemann sous le nom d'homœopathie comprend trois choses :

1° La *méthode* à suivre pour connaître les effets physiologiques des médicaments sur l'homme en santé;

2° L'*art* de *poser* les *indications*.

3° L'*art* de les *remplir*.

I. La *méthode* consiste à étudier l'action des médicaments sur l'*homme*, et sur l'*homme sain* : sur l'*h. m-ne*, parce que les effets varient parfois sur chaque espèce animale; sur l'*homme sain*, parce que ce point de départ net et clair peut servir ensuite pour tous les hommes, c'est-à-dire que ce travail sera définitif.

« Hahneman y consacra cinquante ans de sa vie, de trente-cinq à quatre-vingt-six ans; il y consacra la plus laborieuse des existences, l'intelligence la plus sage, la bonne foi la plus délicate. »

Ainsi naquit, grandit et se perfectionna l'histoire de cent médicaments; n'est-ce pas l'idéal de la méthode expérimentale, préconisée par *Bacon*, de cette méthode soutenue par toute la jeune école philosophique de notre époque comme le seul moyen d'arriver à des connaissances positives et appliquées par Hahnemann à toute une science : la thérapeutique? D'où viennent alors des attaques si passionnées et si injustes?

II. L'*indication*. Repoussant les méthodes hypothétiques basées jusqu'alors sur des explications et des idées préconçues, telles que le froid, le chaud, le sec, l'humide, le doux, l'âcre, le strictum et le laxum, les humeurs peccantes, Hahnemann y substitue une méthode naturelle positive, expérimentale, qui consiste à baser l'indication sur l'*ensemble des phénomènes morbides* que présente le malade. C'est là encore une méthode toute d'observation où rien n'est abandonné à l'imagination, à l'hypothèse, où tout au contraire est basé sur une réalité ; qui pourrait donc la taxer d'hypocrisie et de charlatanisme ?

III. L'*art de remplir les indications*. Il s'agit de trouver le lien qui adapte la médication à l'indication, le remède à la maladie. Ce rapport, Hahnemann l'a trouvé par l'*observation*, la *méditation*, l'*expérience* ; et il l'a formulé dans la loi célèbre, « *Similia similibus curantur* : Les semblables guérissent par les semblables. »

Un fait généralement inconnu, trouvé par Hahnemann dans sa traduction de *Cullen*, le mit sur la voie.

Le quinquina, administré à haute dose, a la propriété de donner des accès de fièvre, et pourtant c'est le remède héroïque des fièvres d'accès (1).

Ce rapport entre l'effet sur l'homme sain et l'effet sur le malade fut un trait de lumière, et, comme le génie procède par induction, Hahnemann en déduisit aussitôt sa loi des semblables. Mais toute conclusion générale basée sur un seul fait est encore presque une hypothèse ; il voulut donc la vérifier par la *tradition* et par l'*expérience*. Il étudie et il en retrouve les traces effacées dans toute l'histoire de la médecine et jusque dans Hippocrate, il expérimente et il la vérifie avec ses disciples sur cent médicaments ; maintenant c'est sur près de 300 remèdes que cette loi est vérifiée par son école.

« C'est ainsi que le génie d'un homme constituait scientifiquement la thérapeutique ; il en trouvait la loi dominante, il la démontrait expérimentalement par un chef-d'œuvre de méthode scientifique.

« Appliquée d'abord exclusivement aux traitements des maladies chroniques, la médication homœopatique se développant, se perfectionnant peu à peu, a embrassé bientôt dans sa sphère le traitement des maladies aiguës, elle a envahi même le terrain de la chirurgie en guérissant des affections jusque=là réservées à la médecine opératoire. »

(1) Ce fait, qu'on a voulu nier, a été de nouveau mis hors de doute par M. *Zimmer*, fabriquant de sulfate de quinine à *Francfort* ; ses ouvriers connaissent tous la *fièvre de quinquina*. (Chevalier, Acad. des Sciences. Paris, 1852.)

Question des doses infinitésimales. De même que le rapport de similitude a été peu à peu trouvé en consultant l'histoire et l'expérience, de même les doses ont été abaissées peu à peu, à mesure que l'observation a démontré l'utilité de la division des médicaments.

Hahnemann ayant reconnu que les substances médicinales en rapport de similitude avec l'affection morbide, administrées aux doses ordinaires, produisaient des aggravations du mal qu'on voulait combattre, et n'étaient suivies de guérison qu'après que cette surexcitation momentanée était passée, ce grand observateur diminua progressivement les doses, et il vit les guérisons survenir plus promptement, avec plus de douceur et moins d'aggravation; elles étaient aussi plus complètes.

La substance divisée était donc à la fois *atténuée* et *dynamisée;* *atténuée* quant à ses phénomènes d'aggravation, et dynamisée c'est-à-dire rendue plus *puissante* en vertus curatives.

Mais, diront certains esprits, il y a contradiction entre ces deux termes : comment une substance peut-elle être à la fois et sous le même rapport et plus forte et moins forte ?

Ils ne voient pas que ce n'est point sous le même rapport que l'on considère les médicaments dans les deux cas.

Oui, chez l'homme sain plus la dose du médicament ingéré est grande, plus l'effet est intense; c'est là une vérité admise par tous les médecins et les toxicologues.

Mais, si vous administrez le médicament à l'homme malade, et dans le rapport de similitude avec l'affection morbide qu'il faut combattre, il n'en est plus de même; une dose plus faible permet d'obtenir une guérison plus douce, plus prompte, plus durable, plus sûre; et sans doute toutes ces actions surnuméraires qu'y ajoutait une plus forte dose, en jetant la perturbation et le trouble dans les autres fonctions, gênaient plutôt la guérison.

« Or, si la première loi était une vérité universellement quoique vaguement entrevue, la deuxième est une découverte due tout entière au génie de Hahnemann, découverte qui à elle seule devrait suffire pour faire passer cet homme à la postérité comme bienfaiteur de l'humanité. »

Pourtant, disent encore beaucoup de personnes, on ne peut s'imaginer qu'une goutte de la trentième dilution contienne quelque chose, qu'une dose moindre ait plus d'effet qu'une dose plus forte, car moins n'a jamais fait plus.

« Eh bien, n'imaginez pas; la science n'est pas fille de l'imagination, mais de l'*expérience;* expérimentez donc avec soin, et vous ne tarderez pas à vous convaincre que la trentième, que la centième dilution jouissent de vertus curatives, *quand on les administre suivant la loi de similitude;* si donc elles agissent, la raison vous dit avec certitude que la substance existe réellement puisqu'elle a manifesté sa présence. »

D'ailleurs, ne sommes-nous pas entourés d'exemples pareils?

Eh quoi! vous dites que *moins* n'a jamais fait *plus!* non, mais il a fait *autre* chose que *plus* ne peut faire; le *câble* est bien plus gros que le *fil,* et cependant il ne peut entrer dans l'aiguille. Puis, la *dilution,* la *trituration,* en écartant les atomes des corps, en multipliant les surfaces d'une manière prodigieuse, rend active chacune de ces molécules emprisonnées jusqu'alors par la force de cohésion; il y a *dynamisation.*

Un enfant peut avaler une balle de plomb sans en être bien malade; une famille couche dans une chambre peinte au blanc de plomb, et s'alite pour six mois torturée par la colique des peintres. Et cependant, entre eux tous, les membres de cette famille n'ont pas absorbé la millionième partie du plomb contenu dans une balle.

La matière considérée comme simple étendue, est *mathématiquement* divisible à l'infini. Considérée *physiquement* en tant qu'elle réalise une substance, elle est encore indéfiniment divisible; et, quel que soit le terme jusqu'à présent indéterminé où l'on s'arrête, la substance persiste toujours, matière et forme; *actiones et passiones sunt compositi.*

Un grain de musc ne peut-il pas donner son odeur pendant vingt ans sans diminuer de poids (1)?

Quelle est la dose des *miasmes paludéens* qui vous tuent en quelques jours dans les marais Pontins, en quelques heures sur les côtes de l'île de Java?

Le *méphitisme*, les *contages,* les *virus,* ne sont-ils pas dans des conditions semblables? Personne ne les a vus, entendus, flairés ou goûtés, et cependant quel est l'expérimentateur qui oserait nier leur influence? « Tous les esprits sérieux comprendront la portée de cette réforme des doses; et que de mères déjà en bénissent les effets, lorsqu'après avoir veillé au chevet de leur enfant malade, elles ont vu disparaître avec tant de facilité les pneumonies les plus graves, les maladies les plus mortelles! » Qu'il nous soit permis du moins après cette courte étude de dire encore une fois : *Oui* l'homœopathie est une science, *oui* ses doses infinitésimales sont une réalité.

____

(1) Babinet, *la Météorologie en 1851 et ses progrès futurs.*

VII

Mais, de ce que l'homœopathie est véritablement une science, est-ce à dire qu'elle est *toute* la science? Non certes; nous avons un trop grand respect de la vérité traditionnelle pour soutenir une pareille erreur. Ce serait du reste nier l'évidence.

En dehors de la méthode et des doses de Hahnemann, il est encore d'autres vérités. Si *Korsakoff* nous a montré l'effet des 2,000° dilutions, *Rasori* nous a appris l'effet, l'importance des doses massives et presque empoisonnantes. De l'un à l'autre extrême il faut construire une échelle dont on utilisera tous les degrés.

Puis, à côté de la médication par la similitude, que nous plaçons volontiers au premier rang des indications positives, on doit reconnaître encore d'autres médications, et, « l'art étant l'imitation de la nature, il doit y avoir autant de médications diverses qu'il y a de mécanismes divers employés par la nature réparatrice de l'homme, c'est-à-dire par l'ensemble de ses forces morales, animales et végétatives. »

I. Une congestion à la tête se termine par une hémorragie nasale; voilà un exemple naturel de la *médication évacuante.*

II. Un membre est luxé, il faut le réduire; une balle entrée dans les chairs développe une inflammation éliminatrice, il faut l'extirper au plus tôt : c'est la *médication mécanique* ou *chirurgicale.*

III. Une maladie se guérit par un changement intime, un renouvellement de tout l'organisme : *médication altérante.*

IV. Une inflammation viscérale se juge par une éruption à la peau : *médication dérivative.*

V. Une névralgie se termine par une fluxion sur le trajet des cordons nerveux : *médication révulsive.*

VI. Des convulsions périodiques s'arrêtent sous l'influence de l'intimidation : *médication morale.*

VII. L'éruption du *cowpox* prévient la *variole;* la *variole* à son tour interrompt ou supprime la *rougeole :* médication par les analogues, *similia similibus,* exemple naturel de la *médication homœopathique.*

VIII. Un *hémorragique* a perdu tout son sang, il faut lui en transfuser; un *asphyxié* manque d'air et d'oxygène, il faut lui en rendre : *médication reconstituante.*

IX. Enfin certains agents ont un effet curatif dont le mécanisme nous échappe complétement : *médication spécifique.* Telles sont la plupart des eaux minérales.

Je pourrais montrer comment toutes ces médications s'enchaînent et se relient entre elles; je n'insisterai pas. Ce que j'ai dit suffit pour montrer que l'homœopathie n'est pas toute la médecine, mais seulement une des branches de la thérapeutique. « Hahnemann a écrit une belle page dans le livre de la médecine, mais il n'a pas écrit le livre tout entier.

« C'est au médecin philosophe qu'il appartient de mettre chaque chose à sa place dans l'œuvre hiérarchique qui constitue l'unité et l'harmonie de notre art, et qui est le but de tous nos travaux. » Mais qu'on ne s'étonne plus si nous refusons les titres d'*homœopathes*, d'*allopathes*, d'*hydropathes*, pour rester vraiment *médecins* et dignes de ce nom.

VIII

Cependant Tessier ne bornait pas ses efforts à la partie philosophique et théorique de la médecine générale. Habile observateur et praticien d'élite, il excellait aussi dans l'étude de détail, et surtout dans le diagnostic différentiel des maladies. — Il a régularisé l'étude des *fièvres continues* par la distinction savante de la fièvre *synoque*, si souvent confondue avec la fièvre *typhoïde*. — Le premier, il a entrevu et diagnostiqué devant moi à l'hôpital Necker l'*ictère grave*, maladie encore inconnue en France dont ma thèse inaugurale a donné la première étude et description. — Ses idées sur la *diathèse purulente* ont été adoptées après vingt ans de lutte par les sommités de la science; le professeur Trousseau leur rendait, il y a peu de jours, une justice complète. — En 1850 il publia un volume de recherches cliniques sur le traitement homœopathique de la *pneumonie* et du *choléra*. — Il a défini encore l'indication précise du *sulfate de quinine* dans le traitement du *croup*. — La chirurgie elle-même était restée familière à l'ancien élève de Dupuytren, et j'ai fait avec lui les opérations les plus graves, telles que le débridement de la *hernie étranglée*, la *trachéotomie*, etc.

Enfin, peu de temps avant de mourir, il décrivait de main de maître la *cardio-aortite*, affection complexe du cœur et de l'artère aorte jusqu'alors très-mal connue et à laquelle ont succombé deux illustrations bien grandes, *Dupuytren* et le maréchal *Saint-Arnaud*.

Il fut aussi mêlé à tous les grands mouvements religieux de notre époque, et surtout à la grande question de la liberté d'enseignement; il fut fondateur et premier président de la conférence de Saint-Vincent de Paul, de Notre-Dame des Victoires. Ce fut lui qui organisa une manifestation de respectueuse sympathie en l'honneur de la Révérende Mère *Makrena Mieckzyslaska*, religieuse polonaise, martyrisée par les Russes, et échappée par miracle; avant d'aller à Rome où elle est encore, la sainte abbesse de *Mincsk* trouva un premier asile à Paris chez le prince *Czartorisky*. Le prince lui-même répondit au discours de Tessier par de chaleureuses paroles.

Enfin, ce fut encore une manifestation organisée par Tessier, qui nous obtint l'admirable *Oraison funèbre d'O'Connel* par le Père *Lacordaire*. Mgr *Affre*, archevêque de Paris, avait déjà refusé deux fois l'autorisation; il l'accorda néanmoins à cette troisième sollicitation comme à une marque de la Providence, et la Providence en effet nous légua de la sorte un chef-d'œuvre de plus.

Tant de travaux et de génie ont-ils été complétement inutiles? Non; malgré le mépris et l'indifférence dont on usait à l'égard de Tessier, il a bien fallu tenir compte jusqu'à un certain point de son influence et de son autorité; mais on s'est efforcé de le faire à son détriment, sans le nommer, sans avoir l'air de le connaître. Parmi les larcins les plus répandus, il faut en effet compter le vol scientifique, contre lequel M. *Jobard* de Bruxelles s'élevait naguère avec tant de vigueur dans ses travaux sur la *propriété littéraire*.

L'école de Paris commence sur plusieurs points à montrer des tendances spiritualistes. On fait des livres de médecine générale, où entrent sur la *maladie*, la *lésion*, le *symptôme*, la *prédisposition*, l'*essentialité*, des définitions qui seraient identiques avec celles de Tessier si la langue française était moins riche en synonymes. Un certain nombre de ses idées ont été dérobées à Tessier, et ont fait la fortune de divers manuels; mais elles portent, dit M. Milcent, leur marque d'origine, et les emprunteurs sont incapables de reconstituer l'ensemble dont elles ne sont qu'une partie, c'est toujours le *Sic vos non vobis vellera fertis oves*.

On ne distinguait plus naguère les lésions des maladies, on réduisait les maladies aux altérations locales, et maintenant tout le monde redevient partisan des espèces et des formes morbides. Plusieurs parlent même de l'*essentialité* des maladies sans trop savoir ce qu'ils disent; ignorants qu'ils sont de la langue philosophique, ils croient qu'on désigne ainsi les maladies sans lésion apparente.

Enfin, en 1861, un grand savant et un homme de bien, *Isidore Geoffroy Saint-Hilaire*, propose à l'Académie des sciences de reconnaître et d'établir désormais en histoire naturelle le *règne humain*,

comme distinct du *règne animal*, consacrant ainsi, sans le savoir, l'idée dominante de tout l'enseignement médical de Tessier;
n'est-ce pas à la fois une gloire et une injure pour notre siècle,
qu'il ait fallu 1860 ans de christianisme pour nous obliger à ne
plus nous confondre avec les brutes?

« Mais tout cela se fait à petit bruit; on ne veut pas avouer qu'on
ait changé, et si l'on élève la voix, c'est pour jeter l'injure à ceux
qui combattent depuis vingt ans les doctrines organiciennes et le
matérialisme en médecine. Que dis-je? si l'auteur réclame son
bien et son idée, on lui tourne le dos et on refuse brutalement ses
publications, son journal à l'Académie de médecine, et ses élèves
dans les concours. » (Milcent.)

En dehors de la capitale, plusieurs furent cependant mieux trai-
tés; c'est ainsi que le Dʳ *Dufresne* put fonder à Genève l'hôpital
catholique de *Plain-palais,* où les protestants eux-mêmes viennent
réclamer les secours de sa science et de sa charité. Le Dʳ *Hélot*
devint chirurgien de l'hôtel-Dieu de *Rouen,* et le Dʳ *Imbert Gour-
beyre,* professeur à l'école de médecine de *Clermont-Ferrand.*
Mais pour le maître la récompense ne devait pas être de ce
monde; Dieu le réservait pour de plus hauts honneurs : à celui
qui consacra sa vie à défendre la vérité, il saura donner les con-
solations ineffables de la contemplation de la vérité immortelle.
Cependant, dès ici-bas, il a eu ce rare bonheur d'avoir de vrais
amis; *Amicus fidelis, protectio fortis* : Un ami fidèle est une protection forte, dit l'auteur de l'*Imitation;* aucun de ceux qui
l'aimèrent ne fit défection, il les conserva jusqu'au bout.

« Eux, à leur tour, conservent religieusement le souvenir d'un
maître si cher, si vénéré; leur haute ambition est de faire connaître l'œuvre du savant et de l'artiste, de perfectionner les con-
tours et les détails de cette architecture savante, comme l'a si bien
dit (1) son premier biographe, le Dʳ Milcent, et de pouvoir avec le
concours de tous, pour la gloire du Très-Haut, achever le grand
œuvre de la restauration de là médecine comme science et
comme art. »

Dieu lui ménageait encore une dernière consolation. Deux mois
avant sa mort, Tessier reçut la décoration de commandeur de
l'ordre de Saint-Grégoire; ce fut la seule distinction qui vint
chercher Tessier, elle ne servit qu'à parer son tombeau. Mais dans
sa vie presque cénobitique il n'en demanda jamais, quoiqu'il
eût prodigué ses soins aux plus hauts personnages : au maréchal
Saint-Arnaud, à la princesse de Ligne, à l'impératrice, au

---

(1) Dʳ Milcent. *J.-P. Tessier, Esquisse de sa vie.* Paris, 1863.

prince impérial. Du reste, il n'ambitionna jamais les distinctions honorifiques; il avait surtout horreur de ce mot de Tacite qui semble à l'ordre du jour en Europe : *Omnia serviliter pro dominatione.*

Si l'ambition fut loin de son cœur, la cupidité n'en approcha pas davantage.

Il avait un grand talent de praticien qui lui attirait une brillante clientèle ; cependant il sut vivre et mourir pauvre, laissant à sa veuve, à ses enfants, pour seul héritage, un nom honoré et une vie entière consacrée à la défense de la vérité. Pour eux, ce sera une gloire de plus; pour ses ennemis, ce sera une raison de plus pour le mépriser. « Où est la vérité, dit-on, si ce n'est là où est l'argent? Car la vérité donne le succès, et le succès c'est la fortune; l'argent est donc le vrai critérium de la vérité. »

Mais laissons loin de nous ces notions à l'usage d'un siècle corrompu, et rappelons-nous qu'il y a certaines âmes que Dieu destine à la guerre, je veux dire à combattre pour le vrai, pour le beau, pour le bien, et à souffrir généreusement pour la bonne cause. Tessier fut de ce nombre; Dieu ne voulut pas la paix pour lui dans ce monde; le vrai repos du chrétien sera l'*éternité.*

En effet une dernière épreuve se préparait pour notre maître. Ses droits acquis il y a vingt ans au concours des hôpitaux l'avaient successivement conduit de l'hôpital Sainte-Marguerite, à l'hôpital Beaujon, puis à l'hôpital des Enfants. Son tour arrivait d'entrer à l'*Hôtel-Dieu* par ordre d'ancienneté; c'était son droit, c'était la tradition de l'administration des hospices; ajoutons aussi que c'était son rêve et sa consolation : car, en revenant sur ce théâtre de ses premiers travaux, il comptait recommencer publiquement ses leçons et faire entendre enfin aux élèves la voix de la vérité avec une force nouvelle.

Mais quatorze ans de succès de l'homœopathie n'avaient pu convaincre ses adversaires et l'intrigue fut si forte qu'on décréta, quand son tour fut venu, que les seuls agrégés de la Faculté auraient le droit désormais d'entrer à l'Hôtel-Dieu. Cette loi *avec effet rétroactif* ne fut cependant pas favorable à ceux pour qui on avait intrigué, car à leur tour ils furent supplantés. Mais ce fut le dernier coup pour notre maître. Il voyait désormais ses efforts impuissants, et vingt années de sa vie épuisées en un labeur sans fruit.

Déjà, l'année précédente 1861, il avait éprouvé une cruelle maladie et une perte bien grande, celle de son vieux père qui mourut du moins consolé et converti par lui ; un mois après ce nouveau chagrin, il retomba malade. Malgré tous les signes d'un dépérissement complet, il eut le courage de rester sur la brèche ; il accomplissait *jusqu'au bout* cette loi du travail imposée à la race d'Adam, sans repos, sans faiblesse. Mais enfin il fallut s'arrêter, se mettre au lit, et dans l'espace de trois jours cette belle nature, cette vigoureuse organisation fut perdue pour jamais. Tessier mourut à Paris le 16 mai 1862, à l'âge de cinquante-deux ans. Sa dépouille mortelle fut portée à la Madeleine au milieu d'un grand concours d'amis ; mais on remarqua, chose pénible à dire, qu'aucun de ses collègues des hôpitaux, excepté un (1), n'accompagna son corps. L'indifférence et la haine furent son partage même après le tombeau. Mais, semblables à ces ombres qui font mieux ressortir la lumière, elles grandiront encore la personne perdue ; car Tessier mourut en grand chrétien, confessant sa foi, ferme dans son espérance, magnanime dans sa charité, et pardonnant à tous tout le mal qu'ils lui avaient fait. Tel fut le maître que nous avons perdu.

IX

Et maintenant que j'ai dit sa vie, ses luttes, ses souffrances et sa mort, je veux dire encore que je crois fermement au succès de son œuvre. Quand le génie chrétien succombe, c'est le Très-Haut qui se charge d'achever sa tâche et de marquer son nom sur une des grandes pages de l'histoire. Quels que soient en effet les efforts des ennemis de Dieu, le progrès se fera et se fera par le christianisme : *Instaurare omnia in Christo.* C'est en vain qu'on voudrait nous faire croire que ces deux termes « hurlent d'effroi de se voir accouplés ; » qu'est-ce que le progrès, si ce n'est l'élan vers le mieux, l'aspiration au parfait ? Or l'Evangile n'enseigne pas seulement la perfectibilité humaine, il en fait une loi : *Estote perfecti.* Le dogme n'a point banni la science, loin de là, c'est lui qui la sauva dans les âges de ténèbres, c'est lui qui l'encourage et la guide dans nos âges de misère ; l'ordre surnaturel soutient l'ordre naturel et lui communique la vie ; la vérité révélée veut quelquefois être aussi comprise ; elle appelle la science ; *fides quærens intellectum.* Et si, d'une part, la foi semble limiter notre raison en lui proposant d'emblée certaines vérités indémontrables, loin d'être un obstacle, ces nouveaux axiomes sont le

(1) L'excellent docteur *Janin*, mort à son tour depuis peu.

point d'appui tout puissant qui manquait à Archimède pour sou-
lever la terre; la foi nous le donne, et jette la science humaine
dans un progrès sans bornes, dans une carrière sans limites, en lui
communiquant l'idée de l'infini. Telle est la divine solution du
progrès pour l'homme, ici-bas comme au ciel.

« Élèves et amis de Tessier, compagnons de ses épreuves,
héritiers de ses doctrines, nous lui devons de continuer son
œuvre; il ne faut pas laisser périr ces éléments de régénération
si laborieusement amassés, il ne faut pas laisser retomber dans
le doute les esprits encore chancelants qui venaient se ranger
sous cette féconde et vigoureuse discipline (1). » Mais, avant de
retourner à l'œuvre, il fait bon se recueillir un instant pour
décharger son âme ; c'est ce que j'ai voulu faire dans ces pages
rapides; la douleur aussi bien que la joie a besoin d'un écho,
puissé-je l'avoir trouvé dans le cœur de ceux qui m'auront lu !
Pour moi, comme dernier adieu adressé au maître vénéré, j'in-
voquerai cette parole des catacombes déjà inscrite sur un tombeau :

*Licet in lacrymis singultus verba erumpant, de te certissime
tuus discipulus loquor* (2).

« Bien que mes paroles passent à travers des larmes, je parle de
toi avec certitude, moi qui suis ton disciple. »

(1) Lettre du docteur Lecorney, *loc. cit.*
(2) Mgr Gerbet, *Esquisse de Rome chrétienne*, t. 1, p. 388.

REVUE D'ÉCONOMIE CHRÉTIENNE

ANNALES DE LA CHARITÉ

NOUVELLE SÉRIE — 1re ANNÉE

PARAISSANT A LA FIN DE CHAQUE MOIS

PAR LIVRAISON DE 192 PAGES IN-8°

FORMANT A LA FIN DE L'ANNÉE

DEUX MAGNIFIQUES VOLUMES IN-8 DE PLUS DE 1100 PAGES CHACUN

ÉCONOMIE CHARITABLE, LITTÉRATURE, HISTOIRE
SCIENCES MORALES, BIBLIOGRAPHIE, PHILOSOPHIE SOCIALE, ETC.

PARIS ET DÉPARTEMENTS

UN AN, 18 fr. — SIX MOIS, 10 fr. — TROIS MOIS, 6 fr.

ÉTRANGER, 25 fr.

Chaque Livraison, 2 fr. 50 — Par la poste, 3 fr.

NOTA. — Pour la Russie et l'Autriche, la poste ne reçoit les affranchissements que jusqu'à la frontière; le prix est donc de 25 f. par an, les frais de poste en sus.

PRIX DES COLLECTIONS

COLLECTIONS COMPLÈTES, PREMIÈRE SÉRIE (1845-1859), 15 ANNÉES, net 120

VOLUMES SÉPARÉS { Pour les années antérieures à 1855, net .....
{ Pour les années postérieures, jusqu'en 1860, net 7 fr. 50

Tout ce qui concerne la RÉDACTION et l'ADMINISTRATION doit être adressé *franco* au bureau de la Revue, rue Cassette, 29.

Les manuscrits qui sont remis à la Rédaction ne sont pas rendus.

La reproduction des travaux de la Revue, sans une autorisation préalable est interdite.

AVIS AUX ABONNÉS

QUI NE RECEVRAIENT PAS EXACTEMENT LEURS NUMÉROS.

Les abonnés de Paris, servis directement par l'Administration des *Annales de la Charité*, doivent faire leur réclamation *franco* dans les huit jours des époques ci-dessus indiquées. Les abonnés des départements servis par la poste, doivent s'adresser au directeur de la poste du bureau de destination, dans le même délai; plus tard, aucune réclamation ne pourra être admise.

ON SOUSCRIT A PARIS

à la Librairie d'ADRIEN LE CLERE et Cie, r. Cassette, 29.